o que você precisa saber sobre
Nutrição

EDITORA GROUND
livros para uma nova consciência

ALCIDES BONTEMPO

o que você precisa saber sobre
NUTRIÇÃO

7ª EDIÇÃO REVISTA

EDITORA GROUND

© Alcides Bontempo, 2005

Copidesque: Maria Antonieta de Deus
Sonia Rangel
Editoração: Ediart
Capa: Niky Venâncio

**CIP-BRASIL. CATALOGAÇÃO-NA-FONTE
SINDICATO NACIONAL DOS EDITORES DE LIVROS, RJ**

B714o

Bontempo, Alcides
  O que você precisa saber sobre nutrição / Alcides Bontempo. - Ed. revista. - São Paulo : Ground, 2005

  ISBN: 85-7187-053-5

  1. Nutrição - Obras populares. I. Título.

05-3666.   CDD 613.2
                                      CDU 613.2

Direitos reservados:
Editora Ground Ltda.
Rua Lacedemônia, 68 - Vila Alexandria
04634-020 São Paulo - SP
Tel.: (011)5031-1500 / Fax: (011)5031-3462
e-mail: editora@ground.com.br
site: www.ground.com.br

SUMÁRIO

ENERGIA E FORÇA VITAL, 7
- Pulmões, pele e aparelho digestivo, 8
A polaridade do metabolismo, 10
A bioquímica e o metabolismo do corpo humano, 11

A ALIMENTAÇÃO, 15
- Alimentos reparadores, energéticos e reguladores, 15
O processo digestivo, 16
A superalimentação, 19
Elementos indispensáveis (calorias, proteínas, hidratos de carbono, gorduras, minerais e vitaminas), 21
Outros elementos (cloro, oxigênio, hidrogênio, nitrogênio e flúor), 88

PROPRIEDADES DOS ALIMENTOS, 93

TABELA DE COMPOSIÇÃO QUÍMICA DOS ALIMENTOS MAIS COMUNS NA ALIMENTAÇÃO, 111

ENERGIA E FORÇA VITAL

Todo ser vivo possui ao nascer uma quantidade de energia vital, chamada força vital.

A conservação da matéria e a conservação da energia são as duas grandes leis fundamentais da vida organizada.

Todo material que compõe os seres vivos procede do meio ambiente e a ele retorna depois de cumprir um ciclo, que se caracteriza por uma contínua transformação química. O ser humano passa por vários ciclos na vida, como por exemplo, o de sua constituição fisiológica. O corpo humano se renova completamente de sete em sete anos. Embora o aspecto externo permaneça aparentemente o mesmo, descontando-se, naturalmente, os sete anos passados, a renovação interna é feita fibra por fibra, célula por célula. Por isso devemos proporcionar ao corpo uma alimentação pura, sadia e equilibrada, acompanhada de exercícios físicos, passeios ao ar livre etc. O ser humano nada cria ou destrói, as transformações constantes que seu corpo experimenta obedecem às leis da transformação química e energética. A matéria se renova constantemente e nesse processo parece residir a fonte de energia propulsora da vida.

Nos seres vivos, toda manifestação de energia produz calor que se mantém graças à intervenção da radiação solar, que produz a síntese química que sustém o ciclo vital da matéria e da energia para obter, ingerir e digerir os alimentos. O poder de assimilação dos elementos materiais e energéticos depende da potencialidade vital adquirida ao nascer, porém as energias funcionais dependem da assimilação dos elementos ponderáveis e imponderáveis extraídos do meio ambiente.

As células que formam os tecidos do corpo humano têm a faculdade de reconstruir-se — à exceção das células nervosas — para conservar a forma de seus tecidos e órgãos. O mesmo acontece com a alteração patológica que resulta da ação defensiva do organismo contra fatores patogênicos para preservar a forma e a existência específicas. Hipócrates chamava essa capacidade curativa de *vis naturae medicatrix*. Essa energia-forma é parte do capital vital, que condiciona a capacidade autocurativa e da longevidade. O ser vivo, com efeito, devido a sua atividade metabólica, física, reprodutiva e mental, vai desgastando suas energias potencializadas. Com razão se diz que o homem não morre, mas se mata. A função cria o órgão e todo órgão que não cumpre sua função específica sofre um desgaste acelerado, ou atrofia e se destrói antes do tempo, conduzindo o organismo a uma morte prematura. A normalização fisiológica é produzida por uma aceleração eliminatória de substâncias estranhas ao processo metabólico ou por crises que, ao acelerar o desgaste, produzem fenômenos mórbidos. Os efeitos caracterizam-se por um descanso orgânico que permite uma ação renovadora eficiente da força vital.

O corpo humano tem três vias que incorporam os materiais e energias necessários à sobrevivência:

OS PULMÕES
A PELE
O APARELHO DIGESTIVO

A nutrição do corpo é feita pelas vias pulmonar, cutânea e intestinal e é por essas vias junto com os rins, que os resíduos de desgaste orgânico são eliminados.

A normalidade digestiva depende do bom funcionamento da pele e dos pulmões; do mesmo modo, os desarranjos digestivos alteram as funções gerais do organismo prejudicando, essencialmente, o trabalho da pele e dos pulmões. As deficiências nas funções da nutrição sobrecarregam o organismo de impurezas dificultando as funções da eliminação. Para ter uma boa saúde, é importante saber nutrir o corpo com ar puro constante não só pelos pulmões, mas pela pele, pela água e pela ação energética da luz do sol. É indispensável também uma alimentação o mais natural possível e bem combinada.

Quando nos sentimos fracos, por falta de alimento, precisamos comer para nos sentirmos revigorados. A energia do alimento atua não apenas como substância nutritiva, mas também como excitante, provocando a liberação de energias em potencial. Isso é mais evidente quando se bebe álcool, se come carne, ou se recorre a qualquer outro excitante. Na realidade, o álcool não é um alimento, mas um estimulante de efeitos colaterais.

Nossas maiores energias estão em estado latente, ou seja, o alimento, além do seu valor nutritivo funciona como um propulsor da liberação de energias. O alimento tem dois objetivos: provocar e estimular as secreções do corpo induzindo uma maior ou menor liberação dessas energias, e produzir elementos nutritivos ou de combustão (carboidratos), plásticos e minerais (proteínas e sais minerais). Deste conceito tiram-se importantes deduções. Como vimos com o álcool, uma substância pode ser muito excitante e possuir poucos elementos reparadores, resultando numa liberação de energias em potencial desproporcionada com valor nutritivo quase nulo. O desgaste de energias vitais varia de acordo com a vitalidade do organismo. Isso demonstra que os alimentos, medicamentos tônicos ou estimulantes podem produzir resultados contraproducentes determinando excitações ilusórias, que aumentam a atonia digestiva e a desnutrição ou a toxemia. Isso não significa que a alimentação correta careça de estimulantes naturais. As frutas e outros alimentos crus são estimulantes naturais.

Três dos nossos sentidos estão diretamente ligados à alimentação: o olfato, a boca e o paladar. Um alimento antes de ser consumido passa pela prova destes três sentidos, pois, ainda que possa ser satisfatório para o primeiro sentido, pode ser repelido se não agradar aos demais. Porém há mais: basta pensar em um alimento agradável, vê-lo ou lembrá-lo para ficarmos com água na boca; o mesmo acontece ao aproximar-se a hora de comer: sentimos estímulos subjetivos que provocam secreção nas glândulas digestivas dando origem ao apetite.

O alimento natural que desperta naturalmente o apetite do homem, seria em primeiro lugar a fruta. Os alimentos não naturais necessitam de uma apresentação sugestiva para torná-los agradáveis aos sentidos e ao estômago. Uma apresentação adequada dos alimentos e das comidas aliada a um ambiente bem iluminado, limpo, com flores e uma música suave, constituem também verdadeiros estimulantes naturais.

Uma pessoa bem alimentada e nutrida dificilmente adoece porque seu organismo tem defesas próprias, naturais, contra as doenças.

Nós somos o que temos no sangue.

A polaridade do metabolismo

Tudo na natureza toma forma e evolui através da concorrência das duas polaridades. É inconcebível a vida sem a coexistência dos conflitos positivo e negativo que se manifestam na vida dos seres vivos pelas funções de carga e descarga. O fundamental é conservar a vida em ótimas condições e assegurar a normalidade dessas duas grandes funções. A carga ou assimilação é dada pela captação dos elementos dinâmicos e químicos necessários, e a descarga, segunda fase do processo de antagonismo, compreende a oxidação e a eliminação dos resíduos.

O conjunto das operações tróficas chama-se metabolismo; ele promove a conservação da integridade funcional, dinâmica, térmica e morfológica. Graças a essa integridade, o ser vivo está capacitado para defender-se das variações do meio ambiente e dos ataques de outros organismos encontrando-se em perfeitas condições para reproduzir-se. Para assegurar a persistência de uma condição fisiológica perfeita, é necessária a boa concorrência dos conflitos respiratório (assimilação do ar puro); sensorial (assimilação de energias luminosas, eletromagnéticas e outras, pela pele e pelos sentidos); térmico (produção e assimilação de calor para a conservação do coeficiente térmico, constante, de 37° no homem são); digestivo (assimilação de materiais nutritivos e liberação de energias em potencial); e mecânico que, com o movimento muscular, facilita a combustão pela assimilação de oxigênio e determina a liberação de energia química transformando-a em energia nervosa.

A bioquímica e o metabolismo do corpo humano

O corpo humano é semelhante a uma máquina e necessita de combustível para produzir calor e energia. Porém, não devemos nos esquecer que ele é uma máquina viva formada por milhões de células que nascem, vivem e morrem. Além de energia e calor, o corpo necessita de materiais plásticos (formadores de tecidos) que funcionam como uma espécie de tijolos na construção de um edifício.

A nutrição tem três objetivos:

1º Produzir energias equivalentes às que são gastas continuamente no indivíduo;

2º Manter constante a temperatura de 37° no corpo;

3º Fixar e permitir a renovação dos tecidos vivos que compõem o corpo.

Um indivíduo gasta energias em quantidades variadas. O corpo está organizado para armazenar energias não aproveitadas em forma de glicose ou açúcares. A composição dos tecidos é completa e para estudá-la deve se levar em consideração:

1º Seus elementos constituintes;

2º As perdas que sofrem a cada dia.

Nossos tecidos são formados por células banhadas por um líquido que contém: água, albumina, gorduras e matérias minerais. Segundo Van Noorden, os componentes bioquímicos do corpo humano são: albumina — 16%; gorduras — 13%; água — 66%; minerais — 4%.

Além do desgaste de determinados materiais, a alimentação tem por objetivo fornecer alguns elementos imponderáveis (as vitaminas) que só se encontram em forma e quantidades adequadas nos alimentos em estado natural. O desgaste provocado pela água varia segundo a atividade e a temperatura ambiente. As eliminações renal, pulmonar e cutânea são importantes. As melhores águas são as de fontes naturais, das frutas e verduras cruas, que, por serem puras e inteiramente assimiláveis, desempenham um papel importante na eliminação de matérias estranhas através da urina e da transpiração. A quantidade de água nos tecidos é uma constante. A necessidade de beber manifesta-se pela sede.

O equilíbrio nitrogenado é fundamental para a conservação da albumina dos tecidos. Os carnívoros encontram sua ração nitrogenada na albumina da carne que comem. Os frugívoros e os vegetarianos encontram-na nas proteínas vegetais.

A quantidade de proteínas necessárias é calculada na proporção de um grama por quilo de peso do nosso corpo. As gorduras comportam nove calorias por grama e são mais úteis em climas frios do que em climas temperados e quentes. O abuso de gorduras na alimentação é sempre inadequado.

Os hidratos de carbono (açúcares, farináceos, feculentos) produzem quatro calorias por grama. São os alimentos energéticos que determinam uma maior ou menor liberação de energias em potencial. Os alimentos em estado natural são assimilados mais facilmente. Os hidratos de carbono das farinhas, sobretudo as refinadas, são difíceis de assimilar. A celulose, componente dos vegetais, é pouco assimilável mas muito útil para dar consistência ao bolo fecal.

A ALIMENTAÇÃO

Os alimentos são indispensáveis para prover o organismo de materiais, reparar ou formar seus próprios tecidos, e fornecer o calor e a energia necessários à manutenção da vida e ao cumprimento de outras funções; no entanto, nem todos os alimentos cumprem a mesma missão em nosso corpo.

De acordo com a tarefa que desempenham no organismo, os alimentos podem dividir-se em três grupos:

REPARADORES — ENERGÉTICOS — REGULADORES

REPARADORES

São os alimentos formadores de tecidos ou plásticos: formam novos tecidos ou reparam o desgaste daqueles que já constituem o nosso corpo. Por exemplo, para a criança e o adolescente que necessitam de material adequado para crescer, os alimentos reparadores aumentam a capacidade óssea, muscular, do sangue e de outros constituintes do organismo. Nos adultos, o desgaste constante nos diversos tecidos (músculos, sangue, sistema nervoso etc.), já requer um trabalho de reparação contínuo e, portanto, uma reposição sistemática de materiais.

Como o elemento fundamental da constituição dos nossos tecidos é a proteína, esta substância constitui o principal alimento, ou seja, reparador. Existem, no entanto, outros materiais minerais indispensáveis, como o cálcio e o fósforo, extremamente importantes na formação dos ossos e dos dentes, o ferro, que é assimilado pelo sangue, e outros mais.

ENERGÉTICOS OU COMBUSTÍVEIS

Os alimentos combustíveis são aqueles que queimam no nosso organismo para proporcionar o calor e a energia necessários. Assim, por exemplo, os músculos funcionam consumindo glicose, que o organismo obtém das féculas ou amidos (cereais, batatas etc.) e açúcares (frutas, mel etc.). As substâncias graxas (manteiga, óleo etc.) também proporcionam combustível ao organismo.

REGULADORES

Os alimentos reguladores são também chamados "celulósicos" por terem, quase sempre, na sua constituição, celulose: são, principalmente, as vitaminas e os minerais. Porém, temos ainda sob esta designação a celulose e a água.

Os alimentos reguladores, embora não provejam calorias, são indispensáveis para o funcionamento normal do organismo.

O processo digestivo

Na boca, os amidos e as féculas se transformam em dextrina quando entram em contato com a ptialina da saliva. No estômago, a albumina e as proteínas transformam-se em peptona quando encontram os fermentos pépticos, continuando a digestão dos hidratos de carbono ao alcançar os fermentos salivares que acompanham o bolo. No duodeno termina a primeira digestão (quimificação). O quimo logo penetra no intestino delgado, passando — quando se mistura com outros fermentos — por uma modificação definitiva (quilificação). O quilo resultante é recolhido pela veia porta através dos vasos quilíferos. A veia porta leva o quilo ao fígado onde se purifica antes de ser assimilado pela veia subepática, por meio da qual chega à parte direita do coração e aos pulmões. Nos pulmões, os glóbulos vermelhos e o sangue venoso misturados ao quilo, sofrem pela ação do oxigênio do ar inspirado uma modificação chamada hematose. A mistura do quilo com o sangue venoso regenerado, transforma-se em sangue novo arterial, que ao ser recolhido pela parte esquerda do coração é lançado nas artérias e distribuído para todas as partes do corpo.

As secreções digestivas que se sucedem desde o início até ao final da digestão estão em perfeita relação fisiológica, de modo que a ação de qualquer delas prepara a secreção das demais. Esta energia funcional foi posta em evidência pelos trabalhos de Pavlov.

Quando sentimos fome ou vemos um alimento, provocamos a secreção salivar que destrói os hidratos de carbono; o ácido clorídrico e a pepsina do estômago dissolvem o bolo alimentar e transformam as albuminas em peptonas; a caseína coagula com a ação do suco gástrico; no intestino, as gorduras são emulsionadas pela bílis e saponificadas pela ação do suco pancreático transformando em glicose os hidratos de carbono; as proteínas, cuja digestão se inicia no estômago e prossegue ao contato com a erepsina intestinal, são peptonizadas pela tripsina pancreática e transformadas em uma série de ácidos aminados e absorvidos.

A absorção principal é feita pelo intestino, cuja mucosa com suas velocidades e válvulas, oferece uma grande superfície e serve de porta de entrada para os ácidos aminados, os glicosídeos, os lipídeos e o sangue. Quando a quantidade de alimentos é moderada e a digestão normal, o coeficiente de aproveitamento dos diversos elementos nutritivos é considerável.

Segundo Labbé, o índice de absorção de albuminas é de 90 a 97%; de hidratos de carbono, 96 a 100%; de gorduras, 93 a 96%. Essas proporções, no entanto, variam de acordo com a capacidade digestiva, a capacidade dos alimentos, a quantidade e sua forma de preparação.

ASSIMILAÇÃO

A digestão é somente a primeira etapa. Depois da absorção pelos capilares, as albuminas e os hidratos de carbono passam direto para a corrente sangüínea. As células hepáticas fixam a glicose e a retêm, liberando-a na circulação de acordo com as necessidades do organismo. As gorduras passam também para o sangue, que se renova pelos constantes intercâmbios com a linfa intestinal permitindo que os materiais nutritivos fiquem à disposição das células. Os materiais nutritivos estão sujeitos à ação dos fermentos celulares, oxidações, hidratações e reduções que os transformam em produtos de resíduos, depois de produzirem certa quantidade de calor que é aproveitado pelo organismo. Esses resíduos disseminados na linfa intersticial voltam à circulação sangüínea que os leva para o coração.

Todas essas operações são de uma prodigiosa complexidade e quando termina o processo de assimilação verifica-se uma diferença nítida entre as proteínas absorvidas e a albumina específica.

ELIMINAÇÃO

Os resíduos da combustão e do desgaste celular, sólidos, líquidos e gasosos, são encaminhados aos órgãos encarregados de eliminá-los. Os rins eliminam a maior parte dos resíduos do sangue. São resíduos azotados: uréia, amoníaco, produtos xânticos, ácidos, ácido úrico, minerais, cloro, fósforo, enxofre, cálcio, magnésio etc.

O SUOR

O suor normalmente elimina água e um pouquinho de azoto. Os pulmões eliminam resíduos voláteis, ácido carbônico, água e gases diversos.

As matérias fecais eliminam um pouco de tudo: água, minerais, azotos, hidrocarbonatos e gorduras, que provêm:

a) da parte de alimentos não assimiláveis;

b) das secreções digestivas elaboradas pelo fígado, pâncreas, intestinos, estômago etc.

Em resumo: A diferença que existe entre um organismo humano e uma máquina a vapor é que o organismo vivo repara seus próprios desgastes na medida em que se produzem, porém, precisa encontrar os materiais necessários nos alimentos.

A máquina animal funciona sem que sua constituição seja modificada, recuperando tudo aquilo que perde.

O organismo de um adulto funciona em termos de equilíbrio de peso, e quando submetido a uma alimentação adequada a suas necessidades, trabalha como um transformador de energia, nada ganha e nada perde.

A superalimentação

Quando absorvemos mais alimentos do que aqueles que o corpo necessita para recompor seu desgaste e manter o vigor natural, ocorre a superalimentação. A natureza proveu-nos do instinto da fome, que nos adverte da necessidade de nos alimentarmos, e da saciedade, que nos indica quando já comemos o suficiente. Os seres que vivem na natureza não têm, em geral, à sua disposição, excesso de comida, o que os impede de sobrealimentar-se e atrofiar seus instintos naturais.

Os excitantes culinários e a abundância de alimentos têm perturbado estes instintos e estimulado a vontade de comer. Praticamente, a maioria das pessoas civilizadas desconhece a fome verdadeira e usa frequentemente a expressão: "estou morrendo de fome". Os costumes familiares e mundanos determinam a mania de demonstrar o carinho a seus hóspedes e convidados abarrotando-os de comidas e bebidas. Porém, o mais grave é a cobrança de comer aos enfermos e debilitados; se um doente não tem fome tentam persuadi-lo com manjares apetitosos, ovos, gorduras, carnes, frituras, queijos, leite e vinhos fortificantes, tentando lhe mostrar a necessidade de comer para recuperar a energia. Tudo isso não passa de ilusão, já que uma excitação só pode levar à depressão. Essa ilusão é conseqüência de uma liberação de energias em potencial. Chega um momento em que as energias que restam são insuficientes para metabolizar o excesso de alimentos e, por não se conseguir prosseguir com a superalimentação, sobrevêm reações defensivas como vômitos, diarréias, hemorragias e outras crises.

Os enfermos mais robustos conseguem resistir por mais tempo, porém, a superalimentação, tanto nas pessoas sãs como nos enfermos, sempre tem conseqüências patogênicas e predispõe ao estado patológico anterior.

A mania da superalimentação produz resultados desastrosos também nas plantas, e tem-se observado que aquelas tratadas com muito adubo ou fertilizantes, mesmo que apresentem um bom aspecto, têm uma vida efêmera. O mesmo pode se dizer dos animais de engorda. Os animais encurralados e superalimentados ficam predispostos a dificuldades digestivas e enganadora obesidade, e podem acabar tuberculosos com uma vida curta.

Elementos indispensáveis

CALORIAS

A quantidade de alimentos que cada pessoa necessita para desempenhar seu trabalho, prover o funcionamento de seus diversos órgãos e manter a temperatura adequada ao organismo, pode ser calculada com bastante exatidão, graças a pacientes estudos de diversos cientistas.

Um alimento qualquer, ao ser utilizado pelo organismo, produz praticamente a mesma quantidade de calor que se poderia obter se ele fosse queimado; este calor é medido por um aparelho especial, o calorímetro.

O calor produzido pelo organismo é medido em unidades chamadas calorias. As calorias são divididas em grandes calorias e pequenas calorias. Pequena caloria é a quantidade de calor necessária para elevar a um grau centígrado a temperatura de um grama de água; grande caloria é uma unidade mil vezes maior, ou seja, a quantidade de calor necessária para elevar a temperatura de um quilo de água a um grau centígrado. Em nutrição, caloria é a designação de grande caloria; assim, quando você encontrar a palavra caloria, deverá subentender esta última. Comprovou-se que um grama de gordura, ao ser utilizado pelo organismo, produz 9,3 calorias e que os hidratos de carbono e as proteínas produzem 4,1 calorias por grama. Na prática, são aceitos como valores de referência: 9 calorias para as gorduras e 4 calorias para as proteínas ou hidratos de carbono.

Metabolismo básico

O funcionamento do coração e das glândulas, a respiração, a manutenção do tônus muscular (constante e leve contração dos músculos), a temperatura normal do organismo etc., fazem com que o ser humano, mesmo durante o sono ou no mais completo repouso, consuma a energia provida pelos alimentos.

O consumo de energia em completo repouso, por várias horas, desde que não se esteja fazendo a digestão, chama-se metabolismo básico. Na prática, o metabolismo básico é medido com aparelhos especiais, que registram a quantidade de oxigênio consumida pelo organismo durante um tempo determinado. Uma vez obtido o resultado, ele é comparado com os valores de tabelas padrão, considerando-se normal uma variação inferior a 10% acima ou abaixo dos valores fornecidos pelas tabelas.

O metabolismo básico varia com o sexo, a idade, a raça, o peso, a estatura, o clima e outros fatores, como a gravidez, a febre, o funcionamento das glândulas de secreção interna, principalmente a tireóide. O sono diminui o metabolismo em cerca de 10%.

Um homem com 70 kg requer cerca de 1.700 calorias a cada 24 horas para satisfazer as necessidades do seu metabolismo básico. Uma mulher com 56 kg requer 1.400 calorias. Para conhecer as necessidades totais deve-se considerar o trabalho dos músculos pela ocupação das pessoas, assim como o consumo representado pelo simples fato de se levantar, comer, lavar etc. (cerca de 500 calorias).

As ocupações e a necessidade de calorias

Calculou-se e comprovou-se experimentalmente a quantidade de calorias necessárias a cada 24 horas para pessoas com vários graus de atividade ou com apenas um determinado trabalho durante 8 horas diárias.

Assim, por exemplo, uma pessoa com um trabalho sedentário (de escritório, por exemplo) requer, se for homem, de 2.400 a 2.600 calorias, e, se for mulher, de 1.800 a 2.200 calorias.

Se, porém, o trabalho exige que se caminhe ou se façam outras atividades semelhantes, como no caso de certos empregados do comércio ou de uma dona-de-casa, são necessárias de 2.400 a 2.800 calorias para o homem e 2.200 para a mulher.

Um operário braçal requer de 2.700 a 3.200 calorias diárias e uma lavadeira, de 2.400 a 2.700 calorias. O operário pode entretanto necessitar, conforme a intensidade do seu trabalho, de 3.200 a 4.000 calorias ou mais, se o esforço for intenso, como no caso de uma pessoa que cava uma valeta ou racha lenha.

Há estudiosos que indicam quantidades maiores para os mesmos trabalhos. Uma maneira muito simples de indicar as necessidades calóricas do organismo é avaliar o peso que se deveria ter, segundo as tabelas, e por cada quilo de peso teórico, atribuir números diários. Assim, por exemplo, quem tem um trabalho sedentário e passa quase todo o dia sentado, necessita, por cada quilo de peso, de aproximadamente 35 calorias. Quando se está frequentemente em pé ou caminhando, são necessárias 40 calorias diárias, por quilo; se a ocupação exige trabalho físico moderado, o consumo ideal é de 45 calorias, e se o trabalho é pesado, de 55 a 70.

Na prática, é suficiente saber se a quantidade de calorias ingeridas é a adequada quando a pessoa mantém seu peso normal e dispõe de capacidade normal para sua atividade cotidiana. Se aumenta de peso é porque, provavelmente, ingere demasiadas calorias.

Há outros fatores que interferem no cálculo das necessidades calóricas da alimentação, mas como extrapolam o enfoque que nos propusemos fazer, não serão abordados.

Requisitos na criança e no adolescente

A alimentação no adulto deve prover apenas o gasto diário, mas na criança e no adolescente deve ultrapassar a quantidade necessária ao gasto diário, pois parte dela se acumula no corpo para o crescimento. Isto, além do metabolismo existente nesta idade ser maior, explica porque um adolescente precisa de mais calorias do que um adulto.

Os bebês, durante o seu primeiro ano de vida, necessitam de cerca de 100 calorias por quilo de peso, diariamente. Durante o segundo e o terceiro ano, a criança necessita de aproximadamente 1.200 calorias. Dos 4 aos 6 anos, de 1.600 e dos 7 aos 9 anos, de 2.000 calorias por dia. Dos 10 aos 12 anos, de 2.500 calorias; dos 13 aos 15 anos, as meninas precisam de 2.600 calorias e os meninos de 3.500 calorias por quilo de peso diariamente. Dos 16 aos 20 anos, 2.400 para as moças e 3.800 para os rapazes.

PROTEÍNAS

Em 1839, o pesquisador holandês Mulder designou, pelo nome de PROTEÍNA (derivado de uma palavra grega que significa "de primeira importância"), uma substância que isolou de tecidos animais composta por nitrogênio, carbono, hidrogênio e oxigênio. Estes últimos eram os únicos elementos que se achavam nos amidos, açúcares, gorduras etc. Desde então, as substâncias nitrogenadas que formam a parte mais característica dos tecidos das plantas e dos animais foram chamadas proteínas.

A importância das proteínas

Qual a importância das proteínas na alimentação? Enorme, em primeiro lugar pelo fato dos tecidos do corpo as conterem como elemento predominante e insubstituível e delas necessitarem para manter e reparar os elementos que se desgastam. No caso de crianças, feridos, operados etc., as proteínas contribuem para o crescimento de tecido novo. Em segundo lugar, são indispensáveis para a produção das substâncias ativas das glândulas de secreção interna ou hormônios, assim como na formação dos numerosos fermentos ou enzimas que, no interior dos tecidos ou no tubo digestivo, atuam sobre diversas substâncias transformando-as para serem melhor assimiladas pelo organismo. Em terceiro lugar, para manter uma quantidade suficiente de proteínas no plasma do sangue, que é responsável pela retenção de líquidos e outros elementos no interior dos vasos. A hipoproteinemia (edema ou inchação por diminuição das proteínas sangüíneas) diminui as defesas do organismo no combate às infecções.

Também se comprovou, com certa freqüência, anemia nas pessoas que não ingerem quantidades suficientes de proteínas. É comum observar falta de vitalidade e energia física e mental naqueles que não ingerem a quantidade necessária de proteínas.

Demonstrou-se que, em determinado número de enfermidades (úlceras do tubo digestivo, nefrose, pré e pós-operatórios etc.), se obtém bons resultados ao acrescentar a outros tratamentos uma quantidade de proteínas maior do que a requerida pela pessoa sadia. As causas da carência de proteínas no organismo humano são:

a) ingestão insuficiente de alimentos em quantidade e qualidade;

b) transtornos na digestão, que impedem sua normal assimilação (diarréia crônica, por exemplo);

c) perda ou utilização excessiva de proteínas: excesso de funcionamento da glândula tireóide, febre, hemorragia, queimadura, supurações, perda de proteína na urina etc.);

d) fígado enfermo, incapaz de produzir quantidade suficiente de proteínas para o soro sangüíneo.

Composição das proteínas

As proteínas são formadas por aproximadamente 51 a 55% de carbono; cerca de 7% de hidrogênio; 20 a 25% de oxigênio; 15,5 a 18,7% de nitrogênio; 0,3 a 2% de enxofre e, em alguns casos, por pequenas quantidades de fósforo e ferro.

As proteínas são transformadas em ácidos aminados ou aminoácidos no tubo digestivo e absorvidas por ele. Embora exista uma grande variedade de proteínas, todas elas são formadas por combinações de todos ou alguns dos 23 aminoácidos conhecidos. Estes aminoácidos foram também comparados às letras do alfabeto, com a combinação das quais se pode formar todas as palavras. É conhecida a composição de cada aminoácido e seu grau de importância no ser humano.

É importante assinalar que as plantas produzem seus aminoácidos a partir dos elementos mais simples (ar, água, substâncias nitrogenadas do solo) e os animais obtêm os seus das proteínas dos alimentos que ingerem. Em algumas espécies animais, o organismo é capaz de produzir certos ácidos aminados de que necessita a partir de outros, que obtém dos alimentos. Isto se observa, por exemplo, nos herbívoros.

Em certas espécies, porém, embora alguns aminoácidos possam ser produzidos pelo organismo, outros precisam ser providos pelos alimentos. Pode-se provar que há aminoácidos indispensáveis para a conservação da vida e outros indispensáveis para o crescimento ou formação de novos tecidos.

Os ácidos aminados que precisam ser providos pela alimentação do ser humano são: arginina, histidina, leucina, isoleucina, lisina, metionina, fenilalanina, treonina, triptófano e valina.

Assim como numa construção de alvenaria não pode faltar argamassa para unir os tijolos, embora outros materiais abundem, tampouco nossos tecidos podem "construir-se" se faltar algum dos aminoácidos essenciais, mesmo que os outros existam em excesso.

As proteínas, que contêm em boa quantidade todos os aminoácidos essenciais e são capazes de manter o crescimento na criança e promover a vida, quando dadas como única fonte de proteína, são chamadas de elevado valor biológico ou completas. Pertencem a este grupo as proteínas do leite e seus derivados comuns, exceto a nata e a manteiga; as proteínas do ovo, das diversas carnes, do gérmen de trigo e provavelmente algumas proteínas contidas na soja, em certas nozes e cereais, a exelcina da castanha-do-pará, a glutelina e a edestina dos cereais, a glicinina da soja.

Há proteínas que não contêm alguns dos aminoácidos essenciais em quantidade suficiente, permitindo a conservação da vida mas não um crescimento normal; recebem o nome de proteínas parcialmente completas, como a gliadina, a hordeína e a prolamina, e são obtidas do trigo, da cevada e do centeio respectivamente.

As proteínas muito deficientes, que carecem por completo de certos aminoácidos essenciais e que usadas como única fonte de proteína não permitem sequer o sustento da vida, recebem o nome de proteínas incompletas, como a zelna do milho e a gelatina. Cabe assinalar, no entanto, que, em cada substância alimentícia, como o milho e o trigo, há mais de uma proteína de diferente valor nutritivo.

É interessante notar que certa quantidade de proteína completa pode suplementar ou completar outras, isto é, prover os elementos que faltam às proteínas incompletas, como por exemplo, o leite, que complementa de maneira admirável as proteínas dos cereais. Outro exemplo é o leite e a proteína das ervilhas, ou ainda, a complementação das proteínas das leguminosas e dos cereais entre si.

Na realidade, depois de ser conhecida a quantidade exata de aminoácidos de cada proteína, comprovou-se que é possível estar corretamente alimentado consumindo proteínas vegetais de composição diferente que se completam entre si.

Como exemplo, citamos a mistura vegetal do Instituto de Nutrición de Centro América y Panamá, constituída por 50% de milho, 35% de farinha de gergelim, 9% de farinha de semente de algodão, 3% de trigo tipo torula (levedura) e 3% de grama kikuyu.

Outro exemplo de vegetais que se complementam: o milho e alguma leguminosa, como soja, feijão ou grão-de-bico.

Quanto mais árduo for o trabalho que a pessoa efetue, tanto maior é o número de calorias de que necessita, que serão providas sobretudo por hidratos de carbono e em menor proporção, por gorduras. Do número total de calorias necessárias, as que provêm das albuminas devem oscilar entre 10 e 15%.

De quanta proteína necessitamos?

As opiniões com relação à quantidade necessária de consumo de proteínas divergem. No entanto, segundo renomados especialistas em nutrição, para um adulto sadio, a dose ideal de proteínas é de 1 grama por quilo de peso teórico.

A FAO comprovou que, num adulto, se as proteínas são bem escolhidas, bastam 35 cg diários por quilo de peso. Essa é a quantidade mínima. É preferível optar pela quantidade ideal, que seria, na nossa opinião, de 1 grama por quilo de peso, diariamente. A criança e o adolescente necessitam de uma quantidade maior, pois precisam de proteína não somente para manter e reparar seus tecidos mas também para crescer, isto é, formar novos tecidos.

Assim, por exemplo, em 24 horas, as crianças de 1 a 2 anos necessitarão de 30 a 40 g de proteínas; as de 4 a 6 anos, de 50 g; as de 7 a 9 anos, de 60 g; as de 9 a 12 anos, de 70 g; as de 13 a 15 anos, de 80 g, as meninas e 85 g, os meninos; dos 16 aos 20 anos, 75 g para as moças e 100 g para os rapazes. A gestante e a mulher que amamenta também necessitam de maior quantidade de proteínas (80 a 100 g diários). Em certas enfermidades, o médico pode achar necessário indicar um aumento da quantidade diária de proteínas, ao passo que em outras, pode achar prudente reduzi-las.

Para comprovar se a quantidade de proteínas ingeridas é suficiente, consulte Tabela de composição química dos alimentos mais comuns na alimentação (p.p. 111-123).

Inconvenientes do excesso de proteína na alimentação

Assim como a ingestão de uma quantidade insuficiente de proteína pode trazer os graves inconvenientes já mencionados, também deve ser evitada uma quantidade excessiva das mesmas.

As proteínas têm como finalidade prover o organismo dos aminoácidos de que necessita para a reparação dos tecidos e para a formação de tecidos novos, quando necessário. A proteína que se ingere em excesso é usada como combustível de qualidade inferior.

Para serem queimados no organismo, os ácidos aminados precisam perder sua parte nitrogenada no fígado (desaminação), o que origina a transformação de 58% do peso da proteína em glicose que será usada como combustível. A parte nitrogenada, ao que parece, é transformada em amoníaco, depois em carbono de amônio e, por último, em uréia que o rim elimina pela urina.

O inconveniente de levar o corpo a empregar as proteínas como combustível é a chamada "ação dinâmica específica", que consiste em um aumento desnecessário das combustões no organismo, produzido quando a proteína é utilizada como combustível e não para reparar tecidos ou ser armazenada.

O aumento de combustões que se produzem no organismo como resultado de um excesso de proteínas na alimentação torna-se inútil por um fato interessante: o fenômeno não se produz quando faz muito frio, pelo contrário, é mais acentuado com o calor. Cabe assinalar que as gorduras e os hidratos de carbono também produzem uma ação dinâmica específica, mas, enquanto 100 calorias ingeridas em forma de gorduras produzem um aumento da produção inútil de calor de 4,1 calorias e 100 calorias de glicose produzem um aumento de 4,9 calorias, 100 calorias ingeridas em forma de proteína provocam um aumento de produção de calor de 0 calorias. Segundo alguns experimentos, a alimentação excessivamente rica em proteínas tende a elevar a tensão arterial acima do normal.

HIDRATOS DE CARBONO
(CARBOIDRATOS OU GLÚCIDES)

Os hidratos de carbono recebem este nome por conterem compostos de carbono, hidrogênio e oxigênio, e estes dois últimos elementos aparecerem na mesma proporção da composição da água.

Os hidratos de carbono se formam nos vegetais e neles se acumulam como reserva alimentícia em forma de açúcar, amido e outros compostos. Constituem, habitualmente, 50 a 65% das calorias que nos provêm dos alimentos. De acordo com o tipo de trabalho, a quantidade diária para o adulto varia de 300 a 500 g.

As diversas espécies de hidratos de carbono

Segundo sua complexidade, os hidratos de carbono se dividem em monossocarídeos, dissacarídeos e polissacarídeos. Aos dois primeiros é também dado o nome de açúcares. Os monossacarídeos mais comuns são formados por seis átomos de carbono, seis átomos de oxigênio e doze átomos de hidrogênio. Os monossacarídeos mais comuns na alimentação são a glicose, a levulose e a galactose. Os dissacarídeos, formados pela união de duas moléculas de monossacarídeos, são principalmente o açúcar comum ou sacarose, a lactose ou açúcar do leite, a maltose ou açúcar de malte.

Os polissacarídeos são formados pela união de um número elevado de monossacarídeos, como o amido, o glicogênio e a celulose.

Estudaremos, a seguir, alguns hidratos de carbono:

Monossacarídeos

Glicose

Recebe também o nome de dextrose, açúcar de uva, açúcar de milho etc. É encontrada em abundância nas uvas, nas espigas de milho e em diversas frutas, associada com outros açúcares, como a levulose e a sacarose. Os amidos e os dissacarídeos se transformam total ou parcialmente em glicose, no tubo digestivo, e é este o material que os músculos consomem para cumprir sua função. Existe no sangue uma quantidade de glicose indispensável para a vida. A quantidade aproximada de açúcar no sangue de uma pessoa em jejum é de 1 grama de glicose para cada litro de sangue. A glicose que nos chega em excesso é armazenada no fígado e nos músculos na forma de glicogênio ou amido animal. A glicose é menos doce do que o açúcar comum e não necessita de digestão para ser absorvida no intestino.

Levulose

A este monossacarídeo também se dá o nome de frutose ou açúcar de fruta, por ser encontrado abundantemente na maioria das frutas. O mel comum é uma mistura, em partes iguais, de levulose e glicose.

Galactose

Monossacarídeo obtido pela divisão da lactose ou açúcar do leite em seus dois componentes: a galactose e a glicose. No corpo, a galactose, a levulose e a glicose podem se transformar uma na outra e as três podem se acumular em forma de glicogênio.

Dissacarídeos

Sacarose

Açúcar comum, açúcar de cana ou de beterraba, sucrose.
Muitas plantas e quase todas as frutas contêm sacarose ou açúcar comum.

Nas frutas, a glicose é encontrada junto com a levulose. A sacarose é um dissacarídeo formado pela união de uma molécula de glicose com uma de levulose. O homem moderno tem tendência ao consumo excessivo do açúcar comum, que fornece calorias mas que foi despojado dos minerais e vitaminas que o acompanhavam nos vegetais que o continham. Corre-se o risco de que o apetite de quem consome muito açúcar fique saciado antes que o organismo tenha obtido as vitaminas e sais minerais de que necessita de alimentos mais saudáveis.

Lactose

Chama-se também açúcar do leite, por ser encontrado neste alimento, ao qual dá seu sabor doce. É menos doce do que o açúcar comum. É um dissacarídeo que pode se decompor, pela ação de fermentos digestivos, em glicose e galactose.

A lactose, quando aquecida e deixada cristalizar a determinada temperatura, se transforma em beta-lactose, mais doce e solúvel do que a primeira. Quando se ingere grande quantidade de lactose, parte dela deixa de ser absorvida pelo cólon ou intestino grosso, onde favorece o desenvolvimento dos germes que combatem as putrefações intestinais.

Maltose

Quando a cevada germina, o amido desse cereal se transforma, pela ação de um fermento, em maltose ou açúcar de malte, dissacarídeo formado pela união de duas moléculas de glicose. Alguns fermentos digestivos do ser humano também são capazes de efetuar esta transformação.

Polissacarídeos

Amido

O amido é um polissacarídeo formado pela união de numerosas moléculas de glicose. Acha-se em abundância nas sementes (cereais), tubérculos (batatas), raízes (mandioca) e em certas frutas. Nestas, ao amadurecerem, o amido se transforma em açúcar.

O amido apresenta-se em forma de grânulos de aspecto característico, nos quais se observam capas concêntricas. Os grânulos de amido encontram-se em células vegetais e diferem, não só em tamanho como às vezes também na forma, em várias espécies de plantas. Cada grão é revestido por uma delgadíssima capa de celulose. O amido, ao ser fervido ou submetido ao calor durante certo tempo, sofre a ruptura dos grânulos, tornando-se solúvel em água e mais fácil de digerir. Pela ação dos fermentos digestivos, o amido se transforma em elementos cada vez mais simples, como a dextrina e a maltose, até se tornar glicose.

Glicogênio

O glicogênio é o único amido de origem animal. Forma-se a partir da glicose e outros monossacarídeos. Embora sua maior parte se acumule no fígado e nos músculos, pode ser encontrado em praticamente todos os tecidos do organismo. Este recorre ao glicogênio quando a glicose de que necessita não lhe é proporcionada pelos alimentos. O trabalho muscular consome glicogênio em forma de glicose.

Celulose

A celulose é um polissacarídeo que alimenta a planta. O ser humano não tem fermentos digestivos para dissolver a celulose, embora na úvula existam germes capazes de fazê-lo.

Apesar de não ser assimilada, a celulose que acompanha as verduras, as frutas e os cereais integrais é utilíssima, pois dá ao intestino um conteúdo maior de resíduos, o que facilita a evacuação normal. Há diversas formas de celulose, desde as ásperas até as suavíssimas, como as hemiceluloses. Em alguns enfermos utilizam-se somente estas últimas. A pessoa que ingere verduras, frutas e cereais recebe uma quantidade abundante de celulose.

Funções e acumulação dos hidratos de carbono no organismo

Além de se transformar em glicogênio, o excesso de hidratos de carbono converte-se em gorduras e se acumula como tal. Os hidratos de carbono são extremamente úteis ao organismo como fonte de calor e de energia muscular. Facilitam a combustão das gorduras. Quando fornecidos em quantidades suficientes, fazem o organismo economizar o uso de proteínas. Ao queimar em nosso sistema, cada grama de hidrato de carbono produz quatro calorias.

GORDURAS OU LÍPIDES

Sob o nome de gorduras ou lípides designa-se um grupo heterogêneo de compostos que têm como característica comum serem solúveis nos chamados solventes das gorduras, como o éter, o clorofórmio, o benzol etc.

A classificação mais aceita atualmente é a que divide os lípides em três grupos. Os simples, os compostos e os derivados. Como há muitos componentes dos três grupos cuja importância é irrelevante na alimentação ou na prevenção das enfermidades degenerativas, não nos deteremos neles.

I. Lípides simples

São formados pela combinação de ácidos graxos com diversos álcoois (ésteres). Por sua vez, os lípides simples se dividem em dois grupos:

1) **Gorduras neutras**, formadas por combinações do glicerol ou glicerina (que é um álcool trivalente) com ácidos graxos, principalmente os ácidos oléico, esteárico, palmítico, linoléico e linolênico. Estas são as gorduras que se utilizam comumente na alimentação.

2) **Ceras**, ésteres formados pela combinação de ácidos graxos com álcoois diferentes do glicerol.
As ceras verdadeiras não nos interessam do ponto de vista médico. Têm importância as ceras formadas pela combinação dos esteróis (colesterol, fitosteróis, sitosteróis, ergosterol etc.), com ácidos graxos e os ésteres das vitaminas A e D.

II. Lípides compostos ou conjugados

São ésteres de ácidos graxos com um álcool, em cuja constituição entram outros grupos. Assim, por exemplo, recebem o nome de fosfolípides os que contêm em sua estrutura o ácido fosfórico. O mais amplamente distribuído e conhecido destes fosfolípides é a lecitina. Outro grupo é o dos glicolípides ou cerebrósidos, que contêm um hidrato de carbono em sua composição. Encontram-se sobretudo na composição do cérebro e outros órgãos do sistema nervoso.

Também fazem parte dos lípides compostos as lipoproteínas, que estudaremos em pormenor neste capítulo pois atuam na arteriosclerose.

III. Lípides derivados

São substâncias derivadas, por hidrólise, dos componentes dos lípides simples ou dos lípides compostos. Dividem-se em três grupos principais:

a) *ácidos graxos* (butírico, oléico, palmítico, esteárico, linoléico, linolênico, araquidônico etc.);

b) *álcoois* como o glicerol, o cenatol e o lanol;

c) *estéreis* que, na realidade, são também álcoois mas de cadeia fechada, como o colesterol, os fotosteróis, o sitosterol, o stigmasterol e o ergosterol.

Fazem parte dos lípides derivados as vitaminas solúveis em lípides (A, D, E, K) e outros componentes de menor importância.

Gorduras neutras

As gorduras neutras fazem parte dos lípides simples. São as gorduras que entram habitualmente na alimentação humana. Tanto o reino animal quanto o vegetal produzem gorduras. Com freqüência, as produzidas pelos vegetais são líquidas e recebem o nome de óleos. Nos animais, as gorduras são de consistência variada. Assim, por exemplo, as dos peixes são normalmente líquidas, no entanto, em alguns herbívoros elas podem ser muito duras em regiões determinadas (sebo).

As gorduras neutras são formadas pelo glicerol, álcool trivalente composto por três funções-álcool ligadas a três moléculas de carbono. Com cada uma dessas três funções-álcool, a outras tantas da molécula de glicerina se combina um ácido graxo, sejam os três diferentes ou iguais. Recebem o nome de triglicerídeos. Quando uma gordura ou óleo rança, é por se terem liberado alguns ácidos graxos das gorduras neutras.

Ácidos graxos

São substâncias que, combinadas com o glicerol, formam as gorduras neutras. Diferem entre si pela quantidade de átomos de carbono (ácidos graxos saturados e não saturados) contidos em sua molécula e pela forma como estão unidos entre si, quer possam ou não ser sintetizados pelo organismo. Aqueles que o organismo necessita e não pode sintetizar recebem o nome de ácidos graxos essenciais e devem ser incluídos na alimentação. Os ácidos graxos podem ser encontrados livres no organismo ou combinados com o glicerol em forma de triglicerídeos ou gorduras neutras, ou com os fosfolípides, o colesterol etc.

Ácidos graxos saturados e não saturados

Os ácidos graxos saturados combinados com o glicerol, formam as gorduras saturadas neutras. São, habitualmente, de origem animal e se caracterizam por terem os átomos de carbono que formam sua cadeia unidos por uma ligadura única ou simples. Por esta razão, não se pode incorporar hidrogênio ou iodo a um ácido graxo saturado ou a uma gordura saturada, eles não se combinam.

Ao contrário, nos ácidos graxos não saturados e nas gorduras não saturadas por eles formadas, alguns átomos de carbono têm, com outro átomo de carbono, uma ligadura simples (como, por exemplo, o ácido oléico); duas ligaduras duplas, como o ácido linoléico; três ligaduras duplas, como o ácido linolênico, ou quatro ligaduras duplas, como o ácido araquidônico.

Em resumo: gorduras saturadas são gorduras cujas moléculas contêm a quantidade de hidrogênio que podem acumular. As gorduras não saturadas, presentes principalmente em óleos vegetais, também têm capacidade, em sua molécula, para átomos adicionais de hidrogênio. Mono-não-saturadas são as que têm, em cada molécula de ácido graxo, capacidade para um átomo adicional de hidrogênio. Poli-não-saturadas são as que têm, para cada ácido graxo, 2, 3 ou mesmo 4 lugares para combinar com hidrogênio ou iodo.

Nessas ligaduras duplas, pode facilmente combinar-se o hidrogênio ou o iodo.

Habitualmente, os ácidos graxos não saturados são de origem vegetal e as gorduras não saturadas que formam são líquidas à temperatura comum, ou seja, são óleos. Com o fim de lhes dar consistência sólida, essas gorduras têm sido, às vezes, hidrogenadas, o que, do ponto de vista dietético, é um erro pois os ácidos graxos não saturados tendem a diminuir a quantidade de colesterol no sangue e a prevenir a arteriosclerose. A quantidade de iodo que 100 gramas de determinada gordura ou óleo pode absorver é chamada "índice de iodo", que será tanto mais alto quanto maior for o número de ligaduras duplas. Assim, por exemplo, o índice de iodo da manteiga varia entre 26 e 38; o do sebo ovino, de 34 a 45; o do sebo de boi, de 35 a 45; o da gordura de porco, de 50 a 65. As gorduras vegetais, ao contrário, têm índices de iodo muito mais elevado como, por exemplo, o azeite de oliva, de 79 a 90; o óleo de amendoim, de 85 a 110; o de algodão, de 105 a 115; o de milho, de 115 a 124; o de soja, de 130 a 138; o de linhaça, 117 a 209. O óleo de dormideira tem um índice de iodo de 130 a 158; o de colza e nabo, de 93 a 105; o de girassol, de 120 a 140; o de gergelim, de 103 a 117.

Do ponto de vista da saúde, é preferível o uso de óleos vegetais com altos índices de iodo. Há duas exceções interessantes; o óleo de coco, composto principalmente por ácidos graxos saturados com um índice de iodo baixíssimo (8 a 10) e os óleos de peixe, ricos em ácidos graxos não saturados, com um índice elevado de iodo.

Ácidos graxos essenciais

Recebem o nome de ácidos graxos essenciais os não saturados, indispensáveis para a nutrição normal e que não podem ser sintetizados pelo organismo. O ácido linoléico e o linolênico são ácidos graxos essenciais no ser humano, embora o linoléico seja o mais importante dos dois. O araquidônico pode ser sintetizado pelo organismo.

A falta de ácidos graxos essenciais na alimentação de uma ratazana jovem inibe o desenvolvimento e produz lesões eczematosas da pele. Lesões parecidas foram comprovadas na criança. Os ácidos essenciais contribuem para o metabolismo das gorduras e acredita-se que ajudam a prevenir a arteriosclerose.

Alimentos ricos em gordura

Substâncias graxas comumente usadas pelo ser humano:

a) **Creme de leite**

É obtido, habitualmente, através de sua separação do leite por centrifugação com o uso de desnatadeiras. A manteiga é obtida batendo-se o creme de leite. A manteiga contém cerca de 85% de gordura, 1% de caseína e um pouco de lactose, o resto é formado por água: é rica em vitamina A, contém um pouco de vitamina D e 2 a 5% de ácidos graxos não saturados, como o linoléico e outros elementos necessários ao organismo.

b) **Óleos vegetais**

Comercialmente extraídos de azeitona, girassol, gergelim, amendoim, caroço de algodão, da soja etc.

São 100% substâncias graxas e provêm, portanto, de muitas calorias (900 por cada 100g). Não contêm, praticamente, minerais ou vitaminas. O azeite de oliva e o óleo de gergelim, extraídos a frio, por prensagem, são mais ricos em ácido oléico e de melhor sabor do que os outros.

Os óleos contêm ácidos graxos não saturados, indispensáveis para o organismo, tais como o linoléico e linolênico, que combatem a tendência à arteriosclerose. Os óleos vegetais são ricos nesses ácidos graxos essenciais. Não contêm colesterol, como as gorduras de origem animal.

c) **Margarinas (gorduras de origem animal)**

São obtidas sobretudo com gorduras animais adicionadas, por vezes, às gorduras vegetais. Carecem de vitamina A natural. As margarinas, além de grande composição química inorgânica, são preparadas por processo de hidrogenização, para aumentar sua consistência.

Muitas pessoas, principalmente as do interior, utilizam a banha de porco e de vaca para cozinhar. Em geral não são aconselháveis por sua riqueza em colesterol e por serem de difícil digestão.

Funções dos lípides na alimentação

As gorduras fornecem, em cada grama, 9 calorias, isto é, mais do dobro do número de calorias proporcionadas pelos carboidratos e proteínas. Além disso, enquanto as proteínas e hidratos de carbono se acham em quantidade escassa no organismo, sob a forma de "depósito" à sua disposição, as gorduras são retidas em quantidade muito maior, servindo ao mesmo tempo como depósito de calorias, proteção a diversos órgãos delicados e proteção contra o frio. Quando o organismo recebe quantidade suficiente de calorias sob a forma de carboidratos e gorduras, economiza proteínas e certas vitaminas. São as substâncias graxas, chamadas lipossolúveis, que servem para o transplante e absorção das vitaminas A, D, E e K. As gorduras da alimentação têm efeito laxante, diminuem a formação de ácido clorídrico no estômago e atrasam o esvaziamento dessas vísceras, o que retarda o aparecimento da sensação de fome. O uso das substâncias graxas facilita a preparação dos alimentos, aumenta seu poder de saciedade e seu sabor. Alguns lípides fazem parte integrante das células do organismo, como a lecitina e o colesterol. Apenas 20 a 25% das calorias devem ser providas pelas gorduras, de preferência por óleos vegetais.

Colesterol

É uma substância que, em estado puro, forma cristais cúbicos untosos ao tato. Tem uma função-álcool, num núcleo chamado, em Química Orgânica, cíclico ou fechado, embora possua, adicionalmente, cadeias laterais.

O colesterol é uma substância indispensável ao organismo, onde é encontrado no sistema nervoso, no sangue e na bile. É o precursor dos sais biliares e, provavelmente, de certos hormônios como os das glândulas supra-renais ou sexuais. O colesterol ou seus derivados presentes na pele são, quando expostos ao sol ou aos raios ultravioleta, convertidos em vitamina D.

O colesterol pode ser encontrado no organismo sob duas formas: livre e esterificada. Assim, é encontrado livre no cérebro, em outros órgãos do sistema nervoso e nos glóbulos do sangue. Também é encontrado sob esta forma nos cálculos biliares. Encontra-se combinado com ácidos graxos ou esterificados na cortiça supra-renal e no plasma sangüíneo.

Origem do colesterol

O colesterol que o organismo humano necessita para suas funções é produzido pelo fígado, a partir de outras substâncias. Este colesterol produzido pelo organismo foi chamado de origem endógena. O colesterol provido exclusivamente pelos alimentos de origem animal foi chamado de origem exógena. A alimentação mista comum de 0,5 a 1,5 gramas de colesterol e a bile, de uns 2 gramas adicionais. Desta quantidade, o organismo absorve 1,5 gramas, aproximadamente.

A presença, na alimentação, de esteróis de origem vegetal, como o sitosterol, os fitosteróis etc., tende a diminuir a absorção do colesterol no intestino.

Em resumo: o colesterol é uma substância indispensável ao organismo, mas este não fica na dependência daquele que é provido pela alimentação, pois o fígado o produz na quantidade necessária.

TEOR DE COLESTEROL DE ALGUNS ALIMENTOS (100 g)

Alimentos	mg%	Alimentos	mg%
Melancia	vestígios	Cenoura	1,2
Batata inglesa	vestígios	Berinjela	1,5
Tomate	0,4	Alface	2,3
Beterraba	0,5	Leite desnatado	3,0
Aipo	0,8	Leite em pó desnatado	3,0
Alho-poró	0,9	Abóbora	5,0
Figo	5,0	Carne de boi magra	37,0
Espinafre	5,5	Carne de carneiro magra	37,0
Uva preta moscatel	6,0	Lentilha	38,6
Uva branca moscatel	6,3	Feijão branco	40,0
Chicória	6,3	Atum (conserva)	41,0
Maçã	7,0	Trigo (grão)	43,0
Pêssego	7,0	Pescada (peixe)	44,5
Banana	7,7	Feijão manteiga	45,0
Damasco	8,0	Milho amarelo	46,0
Morango	8,0	Figo (seco)	46,0
Farinha de arroz	10,0	Grão-de-bico	49,0
Aspargo enlatado	10,0	Sardinha (conserva)	50,0
Nabo	11,0	Perna de cabrito	60,0
Vagem	12,0	Salame (cru)	60,0
Abacaxi	12,0	Leite gordo (40%)	61,0
Limão	12,0	Chouriço de sangue	63,0
Leite integral	13,0	Fiambre cozido	64,0
Leite em pó integral	13,0	Margarina	65,0
Laranja	13,6	Lingüiça	69,0
Pêra	14,0	Carne de porco média	70,0
Pão branco	14,7	Bife (de boi)	70,0
Arroz	16,0	Pato	70,0
Brócolis	16,0	Coelho	71,0

Alimentos	mg%	Alimentos	mg%
Melão	16,7	Costela de vitela	73,0
Feijão verde	17,8	Costela de porco	74,0
Castanha portuguesa	20,0	Lombo de porco	74,0
Arenque (cru)	21,0	Peru	75,0
Couve	21,5	Carne de boi média	76,0
Couve-flor	23,4	Pombo	76,0
Farinha de trigo	24,0	Chouriço	85,0
Ameixa (seca)	24,6	Amêndoas	85,0
Leite magro	24,8	Coração de boi	91,0
Aveia	25,0	Fiambre (cru)	92,0
Pêssego (seco)	25,0	Azeite	97,0
Tangerina	26,0	Peito de frango	98,0
Farinha de centeio	27,0	Galinha	101,0
Farinha de milho	28,0	Óleo de amendoim	103,0
Biscoitos	30,0	Mexilhão (cozido)	108,0
Milho	30,0	Frango	113,0
Pão de milho	30,0	Queijo tipo creme	120,0
Azeitonas	31,0	Polvo	140,0
Ervilha fresca (grão)	36,0	Perna de frango	145,0
Feijão preto	36,5	Ovas de peixe	152,0
Bacalhau	50,0	Pescado comum	154,0
Chouriço de fígado	55,0	Tripa fresca	155,0
Mortadela	56,0	Filé de robalo	164,0
Salsicha	59,0	Lula	222,0
Banha de porco	225,0	Ovo de galinha (integral)	550,0
Fígado de porco	237,0	Ovo (gema)	1.500,0
Manteiga	250,0	Miolo de porco	1.900,0
Pão doce	278,0	Miolo de vaca	2.000,0
Fígado de boi	283,0	Ovo (pata)	2.647,0
Rim de boi	295,0		

As substâncias graxas como alimento

Por muito tempo acreditou-se que as gorduras eram utilizadas apenas para facilitar a preparação dos alimentos, melhorar seu poder de saciedade e seu sabor e ainda prover o organismo de um alimento muito rico em calorias, úteis para dar calor ao organismo mas não indispensáveis. No entanto, alguns investigadores demonstraram que certos ácidos graxos não saturados, como o linoléico, que pode ser encontrado em diversos óleos comestíveis, devem fazer parte do nosso alimento porque são indispensáveis ao organismo, que é incapaz de produzi-los a partir de outras substâncias.

A alimentação comum contém, teoricamente, de 70 a 120 gramas de gorduras por dia e 20 a 40% de calorias. Seu excesso se acumula nos tecidos do corpo sob a forma de gordura que serve não somente como depósito de alimento, mas defende o organismo contra o frio e ajuda no sustento de certos órgãos, como o rim. Existem outros lípides, os lipóides, que fazem parte integrante das células do organismo ou desempenham funções importantes nele.

Lipóides (lecitina e colesterol)

São substâncias com algumas propriedades das gorduras comuns, que fazem parte de praticamente, todas as células do nosso organismo, caracterizando-se por conter fósforo e nitrogênio. A lecitina e o colesterol são duas destas substâncias úteis, no entanto, o excesso de colesterol nos alimentos (ingestão excessiva de ovos, miolo e outras vísceras, manteiga ou outras gorduras animais etc.) pode trazer, como inconvenientes, transtornos hepáticos e tendência à arteriosclerose a partir de uma certa idade e especialmente nos casos em que a tensão arterial é elevada.

MINERAIS

Os sais minerais entram na constituição da matéria viva, e em alguns tecidos, em apreciável quantidade. Sua necessidade se faz sentir especialmente no período de crescimento do indivíduo, mas o adulto também precisa de substâncias minerais, porque, como elimina diariamente cerca de 25 gramas, necessita repor essa perda constantemente.

No corpo humano existem cerca de 4% de minerais, dos quais a maior proporção é ocupada pelo cálcio (1,5%) e pelo fósforo (1%), cabendo o restante (1,5%) aos outros sais — sódio, potássio, cloro, magnésio, enxofre, flúor etc. Os sais minerais desempenham um papel plástico, pois além de fazerem parte da constituição íntima dos tecidos, cumprem vários outros papéis importantes: estabelecem o equilíbrio físico-químico, estimulam órgãos, contribuem para as funções glandulares, regulam o ritmo cardíaco, a respiração, a digestão etc. Sua carência, observada em pessoas sujeitas a um regime dietético deficiente nessas substâncias, acarreta sérios transtornos para a saúde.

Veja na seqüência os minerais de maior importância para o organismo.

Ferro

Nosso organismo contém apenas cerca de 3 gramas de ferro, mas essa pequena quantidade de um mineral tão comum desempenha um papel importantíssimo, visto ser uma parte essencial da hemoglobina, substância que dá cor ao sangue e permite aos glóbulos vermelhos levar oxigênio dos pulmões a todas as células. Existe ferro no núcleo de cada célula.

O ferro proveniente da destruição dos glóbulos vermelhos envelhecidos volta a ser reaproveitado na formação de novos glóbulos vermelhos. Em tese, pois o homem adulto sadio e que nunca perde sangue, não necessita de ferro na sua alimentação. Na prática, embora seja inegável que, nessas condições a quantidade de ferro necessária seja insignificante, é melhor considerar que necessita da mesma quantidade que a mulher sadia ou o adolescente, isto é, cerca de 15 mg. A mulher necessita de ferro especialmente devido à perda sangüínea que ocorre a cada período menstrual assim como a criança e o adolescente, em razão do crescimento, para formar uma quantidade maior de hemoglobina. Na criança, a quantidade necessária varia de 6 a 12 mg, de acordo com a idade.

O ferro fortalece os vasos sangüíneos, promove o calor, a vitalidade, o magnetismo e a força mental. Porém, só é assimilável em forma orgânica. Em forma de droga, destrói os dentes, ataca o estômago, as artérias e irrita os rins.

Efeitos da carência de ferro

A carência de ferro produz anemia e cloroses, insônia, falta de memória, pés e mãos sempre frios e incapacidade para concentração mental.

Alimentos que contêm ferro

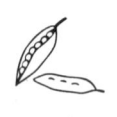

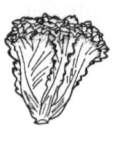

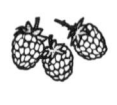

Alface, beterraba, espinafre, lentilhas, ervilhas verdes, feijão verde, castanha-do-pará, coco, feijão branco, melado-de-cana, aspargos frescos, milho, azeitonas pretas, arroz integral, cebola, amoras, cerejas, pêras, uvas, maçãs, ameixas, caquis, nozes, amêndoas, amendoim, castanhas, cereais integrais, gema de ovo, fígado etc.

Fósforo

Combina-se com potássio, cálcio, ferro, sódio e magnésio. É o alimento do cérebro e se gasta a cada pensamento. É necessário para formar os ossos, os nervos, as células cerebrais e os glóbulos vermelhos.

Efeitos da carência de fósforo

Não se pode pensar sem fósforo. Sua carência produz entorpecimento mental, neuroses, neurastenia, neurites, depressão nervosa e memória fraca.

Alimentos que contêm fósforo

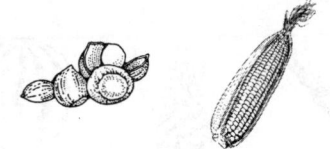

Gema de ovo, leite cru, mel de abelhas (puro), pão integral, milho, cevada, amêndoa, amendoim, aveia, avelã, caju, castanha-de-caju, castanha-do-pará, centeio, feijões secos, grão-de-bico, ervilha seca, lentilhas, levedo de cerveja em pó, noz, trigo integral, carnes. Os alimentos cozidos perdem boa parte do fósforo, pois este começa a volatizar-se aos 43°C.

Iodo

Há apenas cerca de 25 mg de iodo no corpo do adulto. A maior parte encontra-se na glândula tireóide, cuja secreção contém 60% dele. O iodo facilita a assimilação do cálcio e de outros sais, aumenta a oxidação e estimula a atividade cerebral. O ar e a água contêm iodo, em especial a do mar e em menor quantidade a das montanhas.

Efeitos da carência de iodo

A carência de iodo pode produzir bócio, desordem do sistema nervoso, pulso irregular, palpitações, timidez, mixedema e até idiotia. Embora estejam comprovados casos de bócio em regiões distantes do litoral também se verifica, em menor número, casos na população litorânea.

Alimentos que contêm iodo

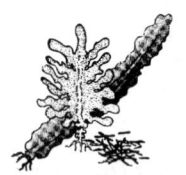

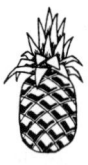

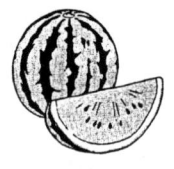

Contêm iodo a alface, batatas fervidas com casca, algas marinhas, alcachofras, gemas, caquis, abacaxi, alho, uvas, melancia, rabanetes e agrião. Não se encontram casos de bócio entre bons vegetarianos e têm havido casos de bócio que se curam com jejum e dieta correta.

Cálcio

O cálcio combina com o fósforo para formar os ossos. Forma também parte da matéria cerebral e das artérias às quais dá firmeza. O cálcio constrói os dentes e vitaliza as células. O cálcio orgânico é essencial na infância e juventude para a formação do esqueleto e dos dentes. O excesso de cálcio nos adultos endurece as cartilagens e artérias impedindo a flexibilidade das articulações, coadjuvando na formação de cálculos e excrescências ósseas (exostose).

Efeitos da carência de cálcio

A carência de cálcio torna defeituosa a dentadura, predispõe à tuberculose e à caquexia, incapacitando o indivíduo para o trabalho. O ideal é ingerir cálcio de forma assimilável. Os caldos concentrados podem ser contraproducentes produzindo excesso de oxalatos e mesmo que contenham muito cálcio, sendo cozidos por muito tempo, são inassimiláveis e, portanto, contraproducentes.

Alimentos que contêm cálcio

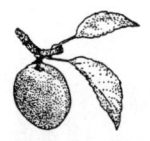

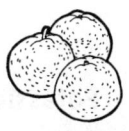

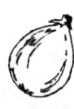

O trigo e outros cereais integrais, as couves (partes cruas), as frutas cítricas, os figos, damascos, cebolas, espinafres, amêndoa, avelã, melado, feijão branco seco, figo seco, laticínios e casca de ovo, são alimentos mais ou menos ricos em cálcio. O leite, o queijo e a gema de ovo são ricos em cálcio, porém os adultos não necessitam usá-los de forma freqüente.

Sódio

Nutre os ligamentos e tendões e é um grande purificador. Estimula as secreções e combina-se com o cloro para facilitar a osmose. É um grande alcalinizante, especialmente útil para curar o reumatismo, o catarro e todas as manifestações artríticas. O sódio dá graça, elasticidade às articulações e boa digestão.

Efeitos da carência de sódio

Acidose.

Alimentos que contêm sódio

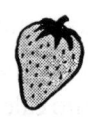

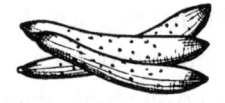

Aipo, espinafre, cenoura, nozes, queijo, aveia, beterraba, pepino, amora, maçã, groselha, ameixa, nabo cru, pêssego, ervilha tenra, aspargos frescos, figos, gema de ovo, morangos, sal marinho e carnes.

Potássio

O potássio nutre os músculos, cicatriza as feridas, combina com o fósforo para nutrir as células cerebrais e com o enxofre para regular a gordura subcutânea. Atrai o oxigênio e tonifica o organismo. Fortalece a imunidade e a cura natural. O potássio é radioativo e muito valioso para a saúde; todo o mundo necessita dele, salvo as pessoas muito musculosas.

Efeitos da carência de potássio

A carência de potássio produz constipação, paralisa os músculos e dificulta o restabelecimento da saúde. Quando falta nos tecidos, deve-se seguir uma dieta rica em potássio, eliminando as farinhas refinadas, o açúcar branco, doces e demais guloseimas.

Alimentos que contêm potássio

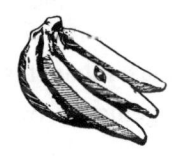

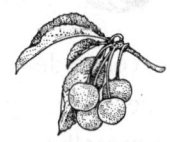

Todos os alimentos no estado natural, possuem potássio em suficiência, principalmente as maçãs, bananas, amoras, cerejas, azeitonas, alface, dente de leão, ervilhas verdes, couves, batatas, gema de ovo, frutas oleaginosas, carnes etc.

Enxofre

O enxofre é excitante da função biliar. Une-se com o sódio para regular a umidade do organismo e com o potássio para regular a formação de gordura; atrai o oxigênio e une-se com o hidrogênio para formar o bissulfito de hidrogênio, produto final da putrefação intestinal.

Efeitos da carência de enxofre

Uma proporção insuficiente de alimentos que contenham enxofre produz o efeito contrário ao indicado nas suas propriedades bioquímicas.

Alimentos que contêm enxofre

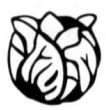

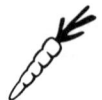

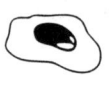

Os repolhos, couve-de-bruxelas, rabanetes, cebolas, nabos, couve-flor, alho-poró, aspargos, gema de ovo crua, ameixas, figos, cenouras e groselha.

Silício

Antisséptico. Consolida os ossos e as artérias. Anti-raquítico e anti-arteriosclerótico. Quando existe em abundância no organismo previne a tuberculose, o câncer, os tumores e o esgotamento nervoso. Ajuda na eliminação das infecções piogênicas, abscessos etc. Dá brilho aos dentes e unhas. Proporciona agilidade à imaginação, habilidade e otimismo. É muito útil para quem desenvolve muito trabalho mental.

Efeitos da carência de silício

A falta de silício causa depressão, esgotamento nervoso, enfermidades infecciosas diversas, má compleição, defeitos visuais e pouca resistência. O uso de alimentos ricos em silício é indicado no tratamento do câncer, na neurastenia, na debilidade sexual, frieza das extremidades, infecções purulentas, afecções dos olhos e dentes, sensibilidade excessiva, pulso irregular, hepatites e suores noturnos profusos.

Alimentos que contêm silício

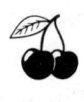

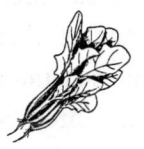

Arroz integral, gema de ovo, aveia, cevada integral, espinafre, cenoura, maçã, morango, cereja, casca e pele de todas as frutas e vegetais (aqueles que podem ser consumidos).

VITAMINAS

O conceito de vitaminas nasceu e se desenvolveu na primeira metade do século XIX. As vitaminas podem ser definidas como diversas substâncias encontradas em pequenas quantidades nos diferentes alimentos e indispensáveis para o funcionamento do organismo.

Pode surgir a pergunta: como a humanidade pôde sobreviver relativamente sadia, por milênios, sem conhecer as vitaminas? Decerto que o escorbuto, o beribéri, a pelagra, o raquitismo e outras enfermidades produzidas pela falta de vitaminas na alimentação, são conhecidas há séculos, mas, até ao final do século XIX, a alimentação como um todo era mais natural do que agora, o que tornava mais difícil a carência de vitaminas. Ao contrário, a tendência atual é a de utilizar uma alimentação baseada em alimentos refinados (deficientes em vitaminas e sais minerais) e hoje, em quase todo o mundo, as pessoas vivem da ingestão de alimentos refinados: açúcar, músculo de animais etc., o que facilita a ocorrência de carências alimentícias.

Causas da ocorrência de avitaminose

Avitaminose é toda enfermidade produzida por carência ou falta de vitaminas. A alimentação pode carecer de uma quantidade suficiente de vitaminas ou ser impossível a absorção destes elementos no intestino. Em outros casos, uma vez absorvidas, sua utilização pelo organismo pode não ocorrer devido a alguma afecção grave. Isto também acontece quando as necessidades, por alguma circunstância especial, são maiores do que o normal como, por exemplo, no caso da gestação, lactância, enfermidades infecciosas etc. Com certa freqüência, a avitaminose causada por algum desinfetante intestinal ou antibiótico pode ser produzida pela destruição dos germes que são capazes de produzir nos órgãos certa quantidade de vitaminas.

Alguns fatores que podem interferir numa alimentação inadequada em vitaminas são: pobreza, ignorância, perda de apetite, náuseas, vômitos, dietas muito restritas para tratamento de alguma enfermidade, alcoolismo, preparação inadequada dos alimentos etc. A absorção das vitaminas no intestino pode ser incompleta ou nula em casos de transtornos dos intestinos, pâncreas ou fígado (diarréias, insuficiência pancreática, icterícia etc.). As vitaminas solúveis em substâncias graxas são especialmente afetadas quando, por defeito do pâncreas ou do fígado, as gorduras não são devidamente digeridas ou absorvidas. Estas vitaminas podem se dissolver, parcialmente, na vaselina líquida que algumas pessoas tomam como laxante, se for ingerida junto com os alimentos e em grande quantidade.

O conhecimento da importância das vitaminas tem aumentado gradualmente a maneira como são utilizadas, não somente na prevenção e tratamento das avitaminoses, como em outras afecções.

Não obstante, com freqüência se tem exagerado e generalizado erroneamente o seu uso. Descobriu-se, por exemplo, que a falta de uma vitamina (ácido pantotênico) era capaz de produzir branqueamento dos pêlos do rato, assim, quem não queria pentear cabelos brancos, ingeria inutilmente esta vitamina! Acontece que nem sempre os resultados dos experimentos realizados em certas espécies animais são aplicáveis ao ser humano.

A quantidade de vitaminas contidas nos vários alimentos pode variar muito segundo a época do ano, o tempo desde que o produto foi colhido, a maneira de conservação ou preparo e, se é um alimento de origem animal, depende do tipo de alimentação que este recebeu.

A melhor maneira de obter as vitaminas necessárias é por meio de um cardápio bem equilibrado, que contenha alimentos na forma mais natural possível. Dessa maneira, estamos certos de obter as vitaminas e sais minerais cuja necessidade é reconhecida.

Classificação das vitaminas

As vitaminas têm sido divididas, segundo sua solubilidade, em hidrossolúveis, ou seja, solúveis em água (vitaminas do complexo B, vitamina C, vitamina P etc.) e lipossolúveis, isto é, solúveis em substâncias graxas, como as vitaminas A, D, E e K.

A tendência é classificá-las segundo o tipo químico ao qual pertencem, que difere muito, como o leitor verá, de uma para a outra.

Há vitaminas nitrogenadas, como os componentes do complexo B. A vitamina D deriva dos esteróis. A vitamina C de certos açúcares, a vitamina A, dos carotenos, as vitaminas E e K, das quinonas.

Embora popularmente as vitaminas sejam conhecidas preferencialmente pelas letras com as quais foram designadas quando ainda se ignorava sua composição, há uma tendência científica atual, para usar seu nome químico como, por exemplo, cloridrato de tiamina no lugar de vitamina B, riboflavina no lugar de vitamina B_2, ácido ascórbico no lugar de vitamina C etc.

Indicações úteis para reduzir as perdas de vitaminas no preparo dos alimentos

Embora a resistência das vitaminas a fatores como calor, luz, oxidação, álcalis etc., seja variável, a sua integridade deve ser preservada mediante certas precauções:

a) Ao ferver alimentos, trate de fazê-lo com a menor quantidade possível de líquido, elevando a temperatura da água o mais rapidamente possível e fervendo somente o tempo mínimo indispensável. Como a água em que os alimentos foram fervidos contém vitaminas e sais, é conveniente utilizá-la em sopas, molhos etc. Felizmente é pouco frequente o hábito de acrescentar bicarbonato de sódio nas hortaliças ao fervê-las, ele é um fator destruidor de vitaminas.

b) O contato íntimo com o ar pode prejudicar algumas vitaminas; por isso, é melhor não bater os alimentos ou expô-los indevidamente ao ar, quando cozidos. Ao reduzi-los, ainda quentes, ao estado de purê, contribui-se para a destruição das vitaminas. Outras maneiras de evitar essa oxidação é pelar, cortar e ralar as frutas e hortaliças, no caso destes procedimentos serem indispensáveis, imediatamente antes de submetê-las à cocção ou de servi-las cruas. E preferível cozinhá-las inteiras e com casca. Convém, também, servir os alimentos logo depois de cozidos.

c) Os alimentos ricos em vitaminas, ao serem fritos, perdem-nas em grande parte.

d) Em muitos alimentos há perda gradual de vitaminas a partir do momento em que são extraídos ou cortados. Poderão se conservar melhor em lugar fresco e fechado, como geladeira ou refrigerador comum ou, melhor ainda, em freezer. Uma vez retirados do frigorífico, deverão ser consumidos rapidamente. Se for necessário cozinhá-los, sempre que possível, deve-se fazê-lo antes que tenham terminado de descongelar.

e) Cozinhar os alimentos na panela de pressão ajuda a conservar as vitaminas, pois, apesar de serem submetidas a temperaturas mais elevadas, isto ocorre por tempo brevíssimo, ao abrigo do ar e com pouquíssimo líquido.

f) É sabido que os vegetais (frutas, legumes, verduras etc.) ao serem escolhidos devem ser sempre os menores e mais compactos (na escolha de maçãs, por exemplo, deve-se escolher as menores), por conterem maior quantidade e melhor qualidade e energia (bioenergia).

g) Deve-se cortar os vegetais de cima para baixo. A cebola e o alho, por exemplo, devem ser cortados de cima para baixo e depois picados ao contrário (cruzado). As raízes e tubérculos deverão ser cortados da mesma forma que se aponta um lápis, as folhas verdes picadas normalmente e as vagens, lascadas. Sempre que possível, deverão ser mantidas as cascas dos vegetais, para que sejam utilizadas com todo o seu *quantum* de energia e de elementos nutritivos.

h) Para as verduras conservarem sua cor e maciez, devem ser colocadas na panela quando a água estiver fervendo.

É importante também usar, de preferência, panelas de barro, pedra, aço, ferro ou ágata (panelas esmaltadas) ou teflon; evitar as panelas de alumínio, por serem prejudiciais à saúde, especialmente quando friccionadas com objetos metálicos. Para melhores resultados, use sempre colheres de pau.

Vitamina "A" (axeroftol)
HISTÓRIA

Em 1913, McCollum e Davis, Osborne e Mendel, descobriram que certas gorduras, como o óleo de fígado de bacalhau, tinham presente uma substância que evitava o aparecimento de uma enfermidade dos olhos chamada xeroftalmia e que, quando ela faltava, o desenvolvimento do esqueleto e do organismo, em geral, se tornava insuficiente e defeituoso. Chamou-se de vitamina A, a esta substância dissolvida em certas gorduras ou óleos de origem animal. Mais tarde foi demonstrado que se tratavam de duas substâncias: a vitamina A, capaz de evitar a xeroftalmia e a vitamina D, que impede o aparecimento do raquitismo.

As duas vitaminas A e as pró-vitaminas A

Na natureza encontram-se duas vitaminas: A_1, obtida sobretudo do fígado dos peixes e outros animais do mar e A_2, obtida do mesmo órgão, mas de peixes de água doce. Ambas se apresentam em seu estado puro, sob a forma de cristais prismáticos amarelo-pálido.

As vitaminas A também são encontradas no leite, nata, manteiga, ovos e fígado de diversos animais. Estes alimentos podem conter, além de vitamina A, substâncias que podem se transformar em vitamina A.

Os vegetais não contêm vitamina A, mas substâncias que podem ser transformadas nela, na parede intestinal e em menor quantidade, no fígado. As substâncias transformáveis em vitamina A, encontradas nas hortaliças e frutas de cor amarela e nas folhas verdes, apresentam três formas de caroteno (alfa, beta e gama) e a criptoxantina. Embora não sejam absorvidas na sua totalidade no intestino e não se transformem 100% em vitamina A, estas substâncias são utilíssimas na alimentação. O caroteno puro apresenta-se sob a forma de cristais vermelho-escuro. A vitamina A ingerida em excesso ou que se forma no organismo às expensas do caroteno, acumula-se no fígado e o organismo recorre a este depósito quando a ingestão dessa substância é insuficiente.

Algumas propriedades das vitaminas A e de seus precursores

As vitaminas A_1 e A_2 e os carotenos são solúveis em óleo e não em água. A vitamina A pode sofrer destruição gradual quando aquecida em contato com o ar, porque oxida. A palavra caroteno deriva de *carotte* ou *carrot,* que significa cenoura em francês e inglês, respectivamente, por ser esta hortaliça uma fonte riquíssima de caroteno ou pró-vitamina A. Também abunda na batata-doce, especialmente nas variedades mais amarelas e na abóbora. Riquíssimas em caroteno são todas as folhas bem verdes, as frutas amarelas (damasco, pêssego, manga, mamão), ervilha e pimentão verde. Contêm igualmente caroteno, se bem que em menor quantidade, a laranja, o tomate, o milho amarelo e o melão.

Efeitos da falta de vitamina A na alimentação

A pele fica seca, escamosa, enrugada, com os folículos onde se implantam os pêlos salientes e, às vezes, inflamados.

Há sequidão dos olhos e, ocasionalmente, uma região amarelenta horizontal no globo ocular. Quando a deficiência é mais acentuada, aparece a chamada xeroftalmia, que é uma inflamação da conjuntiva que desseca o olho tornando-o opaco, e a queratomalacia, quando a córnea fica lesionada. Outra manifestação na vista, menos grave, é a chamada cegueira noturna, que é a incapacidade de adaptação à obscuridade e que nem sempre, mas com freqüência, pode ser produzida por falta de vitamina A, substância indispensável para a formação da rodopsina ou púrpura retiniana. Foi recentemente demonstrado que a vitamina C favorece a adaptação à obscuridade e que o álcool ingerido tende a fazer o fígado perder a vitamina A que acumula.

Não somente a pele sofre por falta de vitamina A, mas também os epitélios que revestem as mucosas do aparelho respiratório, do tubo digestivo, do aparelho urinário, do aparelho genital etc. Estas mucosas enfermas são facilmente propícias à infecção. Não se pode, entretanto, demonstrar que, aumentando a quantidade de vitamina A ministrada a uma pessoa que dela não necessite, isso aumente a resistência de suas mucosas às infecções, como por exemplo, o resfriado comum.

Necessidade diária de vitamina A

No adulto sadio, a quantidade ótima diária gira em torno de 5.000 unidades internacionais. Na gestação, é maior: 6.000 no início e 10.000 no último trimestre; 8.000 durante a lactância. No primeiro ano de vida são necessárias 1.500 unidades; de 1 a 4 anos, 2.000; de 4 a 7 anos, 2.500; de 7 a 9 anos, 3.500; de 9 a 12 anos, 4.500; de 12 a 16 anos, 5.000; de 16 a 20 anos, 6.000 nos rapazes e 5.000 nas moças.

Quando toda a vitamina A é provida no seu estado natural, podem ser necessárias quantidades um pouco menores. O mesmo não acontece se a maior parte é provida sob a forma de caroteno.

Está comprovado em algumas pessoas que ingerem grande quantidade de cenouras ou seu suco, o aparecimento da chamada carotenia ou xantose da pele, que consiste numa coloração amarela ou alaranjada notável, especialmente nas palmas das mãos ou nas pregas, ao lado do nariz. Ela se deve ao excesso de caroteno na pele e no sangue. Sintoma semelhante pode ser observado em outras afecções (diabete, hipotireoidismo etc.). Quando isto se deve apenas ao excesso de vitamina A, não tem maior importância e desaparece quando deixa de se abusar da ingestão de caroteno.

Hipervitaminose A

Quantidade excessiva de vitamina A, administrada durante muito tempo, produz durante o período de crescimento dos ratos, diversos sintomas anormais, como perda de peso, atrofia da pele e perda do pêlo, tendência às hemorragias e fraturas etc.

Desde 1955 vários trabalhos descrevem, também no ser humano, diversos sintomas provocados por hipervitaminose A, como diminuição do crescimento dos ossos, na criança, com tendência à formação de hiperostose (sobreosso), pele seca, tendência à perda de cabelos, fissura nos lábios, nódulos dolorosos nas extremidades, fígado aumentado e às vezes, icterícia.

No lactente, descreveu-se uma forma aguda de microcefalia benigna caracterizada por saliência da fontanela maior. Estes sintomas podem aparecer entre 6 e 15 meses após o início da ingestão excessiva de vitamina A.

O complexo vitamínico B
HISTÓRIA

Eijkman descobriu a vitamina B_1, fato que deu origem a alguma polêmica pois constataram-se vários fatores numa mesma vitamina. Primeiro demonstrou-se que se podia separá-la em duas, uma que preservava contra a neurite e evitava o beribéri (a vitamina B_1) e outra que favorecia o crescimento (a vitamina B_2). Estudos posteriores demonstraram que esta segunda fração estava, por sua vez, formada por várias, algumas das quais foram isoladas. Às diversas substâncias de ação vitamínica que se puderam isolar quimicamente foi dado o nome genérico de complexo B.

Alguns dos componentes do complexo B, são: a vitamina B_1 ou cloridrato de tiamina, a riboflavina, o ácido pantotênico, a piridoxina, o ácido adenílico, o ácido fólico, a niacina, o inositol, a colina, a biotina, o ácido paraaminobenzóico e a vitamina B_{12} a última isolada do complexo B.

Vitamina B₁ (cloridrato de tiamina ou aneurina)

HISTÓRIA

A vitamina B_1 foi descoberta por sua ação antiberibérica, por Eijkman nas Índias Holandesas em 1897. Em 1911, C. Funk deu o nome de vitamina B às substâncias que em pequenas quantidades evitavam não só o beribéri, mas também, segundo deduzia, outras afecções como o escorbuto. Era hidrossolúvel, isto é, solúvel em água. Em 1915 McCollum e Davis propuseram esta denominação para a diferenciar da lipossolúvel (solúvel em gordura), a vitamina A. Em 1926, Jansen e Donath separaram-na dos outros componentes da vitamina B, chamando-a vitamina B_1, mas propondo para ela o nome de aneurina. Investigações posteriores permitiram conhecer sua fórmula e, em 1934, Williams descobriu a maneira de produzi-la sinteticamente propondo o nome de tiamina.

Características

O cloridrato de tiamina puro apresenta-se em forma de cristais incolores. Resiste ao calor de 100°C, mas uma parte pode ser destruída nos alimentos cozidos em panela de pressão, especialmente se a reação do meio é alcalina. Ao assar pão, 8 a 33% da vitamina B podem ser destruídos. Quando se usa pó de levedar no preparo do pão, a perda é maior. Cada miligrama de cloridrato de tiamina tem uma potência de 333 unidades internacionais. É facilmente solúvel em água e em menor grau, em álcool e glicerina. Devido à sua solubilidade em água, é conveniente utilizar a água em que foram fervidos os alimentos que contêm vitamina B_1, como sopas ou molhos, para evitar essa perda de vitamina.

Funções da vitamina B_1

Está demonstrada sua ação nas transformações que os hidratos de carbono sofrem no organismo. É necessária uma quantidade maior de vitamina B_1 quando se ingerem grandes quantidades de hidratos de carbono. Esta substância influi, favoravelmente, no crescimento e na função da tireóide.

Absorção

Absorve-se rapidamente a vitamina B_1 quando os alimentos que a contêm chegam ao intestino delgado, salvo quando há vômitos, diarréias, falta de certos fermentos digestivos, de ácido clorídrico no suco gástrico, ulcerações do cólon ou outras afecções do aparelho digestivo.

O organismo apenas consegue reter uma quantidade pequena de vitamina B_1, razão pela qual torna-se necessário que a alimentação diária contenha a quantidade necessária dessa vitamina.

Parte desta vitamina é eliminada pelo rim e o resto é gasto pelo organismo. No intestino humano, há com freqüência germes microbianos capazes de formar vitamina B_1.

Efeitos da falta de vitamina B_1

Demonstrou-se que quando o ser humano não ingere a quantidade suficiente de vitamina B_1, podem aparecer dentro de pouco tempo os seguintes sintomas: nervosismo, irritabilidade, incapacidade de concentração, depressão, cansaço fácil, dores musculares, inapetência, modificações dos reflexos tendinosos nos membros inferiores, ardor e adormecimento nas extremidades. Se persiste a falta de vitamina suficiente por tempo prolongado, aparecem gradualmente os sintomas de beribéri, enfermidade cuja causa principal é a avitaminose B_1.

Como no intestino de algumas pessoas há germes capazes de produzir vitamina B_1, explica-se porque com alimentação igualmente deficiente dessa vitamina, algumas pessoas apresentam sintomas mais rapidamente do que outras. É freqüente a alimentação moderna, com base em alimentos refinados, ser insuficiente em vitamina B_1. A avitaminose B_1 é comum em pessoas com regime alimentar mal escolhido, nos alcoólatras e em certas dietas restritivas como as que se indicam na obesidade, úlcera gástrica, colite, nefrite aguda ou crônica, enfermidades febris, certos regimes para diabetes etc. A solução é acrescentar vitamina B_1 à alimentação.

A avitaminose também pode produzir-se com alimentação adequada se o aparelho digestivo apresentar os distúrbios que mencionamos anteriormente. A quantidade necessária de vitamina B_1 aumenta quando há ingestão de grande quantidade de hidratos de carbono, na gestação, na lactância, quando existe muito exercício físico, nas enfermidades febris, com o excesso de funcionamento da glândula tireóide etc. Nestes casos, somente poderá ser evitada com alimentação mais rica em vitamina B_1 ou acrescentando-a ao regime alimentar.

No lactente a falta de vitamina B_1 pode provocar transtornos intensos e graves, caracterizados principalmente pelo aparecimento repentino de ataques de rigidez do corpo (sem verdadeiras convulsões) e gemidos, podendo ser fatal. Quando a falta de vitamina B_1 não é tão acentuada pode manifestar-se sob a forma de inapetência, debilidade, inchação da pele e transtornos do coração e da circulação.

Requisito diário de vitamina B_1

Embora o requisito mínimo diário de cloridrato de tiamina seja de 1 mg, a quantidade ideal é de 2 a 2,5 mg por dia, no adulto sadio.

No lactente requer-se por cada 100 calorias que recebe de alimento, o mínimo de 0,3 mg de vitamina B_1. De 1 a 6 anos, a quantidade diária necessária é de 0,6 mg até aos 4 anos e de 0,8 mg no 4º ano. Dos 7 aos 9 anos já deve atingir 1 mg, subindo gradualmente à dose considerada ideal para o adulto, aos 16 anos.

Necessitam de maior quantidade de vitamina B_1 as pessoas que fazem trabalhos pesados, as gestantes e as mulheres que amamentam (de 3 a 5 mg). Também é necessária uma quantidade maior nas enfermidades já mencionadas.

Quantidade de vitamina B_1 contida nos diversos alimentos

Todos os alimentos contêm alguma porção de vitamina B_1, em grande parte deles a quantidade é irrisória. São bastante ricos em vitamina B_1 os cereais integrais, as leguminosas (feijões, soja, ervilha, lentilha, grão-de-bico), as nozes, o amendoim, as vísceras animais (fígado etc.) e a carne de porco, apesar de não ser aconselhável por várias razões.

Em quantidade menor, embora também apreciável, apresenta-se nas frutas, hortaliças, leite, ovos e carne (músculo).

A levedura de cerveja é riquíssima em vitamina B_1. Para que se libere no intestino e aproveite a vitamina B (complexo) da levedura, ela deve estar seca.

Enfermidades em cujo tratamento se utiliza a vitamina B_1

No tratamento de certas afecções, em geral, é conveniente associar o complexo B à vitamina B_1.

O beribéri e os estados causados pela falta de vitamina B_1, são a indicação principal desta substância. Ela é utilizada com sucesso nas afecções dos nervos, como as nefrites e nevralgias de diversas origens, em certas afecções da medula espinhal ou do cérebro, do coração, inapetência, dispepsias, constipação e outros transtornos do tubo digestivo, em alguns tipos de reumatismo, e em casos que requeiram dietas especiais, como diabetes, úlceras, colites, obesidade etc.

Vitamina B_2 ou Riboflavina

Foi também chamada lactofiavina e vitamina G. Em 1932 foi isolada como um pigmento, fermento ou enzima amarela. No ano seguinte, comprovou-se que era formada pela combinação de uma proteína com a vitamina B_2 ou G, chamada também vitamina do crescimento.

Características

Apresenta-se em forma de cristais amarelo-alaranjado, pouco solúveis em água e insolúveis em substâncias graxas. É fluorescente. Conquanto seja bastante resistente ao calor e ao oxigênio, decompõe-se pela ação da luz e dos álcalis. Para evitar sua decomposição devem proteger-se da luz forte alguns alimentos brancos, ou pouco coloridos que a contenham, como o leite que, exposto ao sol em garrafas incolores, perde boa parte de sua riboflavina. Conserva-se, porém, se o leite for engarrafado em garrafas de cor caramelo.

Alimentos que contêm riboflavina

Os alimentos consumidos habitualmente que contêm quantidades apreciáveis de riboflavina são: leite, queijo, ovos, hortaliças de folhas verdes, especialmente quando estão em desenvolvimento, ervilha, feijões, carne de vaca ou de ave. São também riquíssimas em riboflavina a levedura de cerveja, a alfafa e o fígado de vaca.

Funções da riboflavina

É indispensável para a produção de certas enzimas, fermentos necessários para os diversos processos de oxidação e redução que se processam em nosso organismo. Influi substancialmente na resistência às enfermidades dando saúde e vigor ao organismo. Influi favoravelmente no crescimento.

Conseqüências da falta de riboflavina

Seja por ingestão de quantidade insuficiente de riboflavina, incapacidade do tubo digestivo para aproveitá-la ou por aumento das exigências do organismo, podem produzir-se diversos inconvenientes na saúde, os quais são designados pelo nome de arriboflavinose.

Requisito diário de riboflavina

A dose diária ótima para o adulto com 70 kg é de 2 a 3 mg. Na mulher com 56 kg, podem bastar de 1,8 a 2,7 mg, salvo durante a segunda metade da gestação e na amamentação, épocas em que os requisitos sobem para 2,5 ou mesmo 3 mg. Na criança com menos de um ano de idade, bastam 0,6 mg, e de 1 aos 12 anos o requisito sobe gradualmente de 0,9 a 1,8 mg. Os adolescentes requerem doses um pouco menores que os adultos.

Esta vitamina pode ser usada em doses elevadas sem inconvenientes. Algumas pessoas produzem riboflavina por meio de certos germes que se albergam no intestino.

Niacina e Niacinamida

Foram chamadas também de ácido nicotínico e nicotinamida, e antes, fator P.P.

A niacina, que forma parte do complexo vitamínico B, foi chamada PP (preventivo da pelagra), nos trabalhos que se efetuaram para descobrir a verdadeira causa e o tratamento da pelagra. Comprovou-se em 1937, que a niacina fazia cessar quase todos os sintomas da pelagra, embora nesta enfermidade costume faltar não somente niacina, mas também outros componentes do complexo B, como a tiamina e a riboflavina, tornando-se necessário administrar todo o complexo B para curar essa enfermidade por carência.

Características

A niacina apresenta-se como cristais esbranquiçados em forma de agulhas ou em forma de pó branco. A niacinamida, mais utilizada no ser humano, é administrada em forma de pó cristalizado de cor branca. Ambas são solúveis em água.

Ambas resistem ao calor e ao oxigênio, por isso os alimentos que as contêm toleram bem o cozimento. No entanto, uma boa porção pode passar para a água em que se cozinham os alimentos, que se perdem se essa água for jogada fora.

Efeitos da falta de niacina

A alimentação escassa de niacina pode produzir pelagra. A falta de outros componentes do complexo B também intervém na produção desta enfermidade, principalmente a tiamina e a ribofiavina.

Antes de a pelagra se manifestar pode observar-se irritação e outras modificações da língua, inapetência, perda de peso e de forças, tendência para insônia, tonturas e dores de cabeça, transtornos intestinais como diarréia ou constipação, dores nos membros, perda de memória etc.

Distribuição da niacina nos alimentos

São boa fonte desta vitamina os cereais integrais, amendoim, leguminosas como soja, feijões, grão-de-bico, lentilha, ervilha, muitas hortaliças de folhas verdes, tomate, carne e vísceras de diversos animais.

A levedura de cerveja e o fígado são riquíssimos em niacina.

> **Quantidade diária ideal**

Para o adulto com 70 kg, varia de 12 a 30 mg; a quantidade necessária para a mulher é de 11 a 15 mg, exceto durante a gestação e a amamentação, quando são necessárias de 18 a 20 mg. A criança necessita de 4 mg dos 2 aos 12 anos. Os adolescentes necessitam de doses de 12 a 13 mg, na moça e de 13 a 18 mg, no rapaz.

Alguns autores acreditam que esta vitamina, como a tiamina e a ribofiavina, pode ser produzida em algumas pessoas por certos germes no intestino. A administração de doses relativamente elevadas de niacina pode produzir avermelhamento e coceira na pele, e sintomas no tubo digestivo. A niacinamida não produz estes sintomas.

Cloridrato de piridoxina (Vitamina B_6)

Esta vitamina foi isolada e produzida sinteticamente em 1939. Em ratos, a falta desta substância produz dermatite ou inflamação da pele.

Acha-se naturalmente no trigo e em outros vegetais integrais, na levedura de cerveja, no melado ou mel de cana, no amendoim, na ervilha, no fígado etc. Experiências efetuadas em 1950 e 1953, ministrando a seres humanos uma alimentação escassa em piridoxina, mostraram lesões na pele, lábios, boca, anemia, neurite e na criança pequena, convulsões. Se utilizou esta vitamina, com êxito, nos casos onde há diminuição acentuada dos glóbulos brancos.

A falta desta vitamina produz no ser humano fraqueza geral, dificuldade em caminhar, nervosismo, irritabilidade e dores abdominais.

Tem sido utilizada no mal de Parkinson e nos vômitos da gravidez.

Ácido pantotênico

Os investigadores que isolaram esta substância em 1940 afirmam que ela é essencial na nutrição humana, pois possui ação semelhante à da riboflavina. Obtém-se comercialmente em forma de sal conhecido como pantotenato de cálcio. Encontra-se nos cereais integrais, melado, gema de ovo, levedo de cerveja e fígado. A carência de ácido pantotênico no ser humano pode produzir diversos sintomas como: dores de cabeça, cansaço, mal-estar, transtornos do sono, moléstias digestivas (náuseas, vômitos, cólicas abdominais), sintomas no sistema nervoso e músculos (transtornos da coordenação, sensações anormais na pele, câimbras musculares). Supõe-se que a exigência diária é de 10 mg.

Ácido fólico (ácido pteroilglutânico)

Por haver sido isolado das folhas verdes, deu-se-lhe o nome de fólico (do latim *folia* — folha). É uma substância amarela solúvel em água, que se decompõe por ação da luz, do oxigênio, do calor, dos ácidos e bases.

Encontra-se nas hortaliças de folhas verdes, cereais integrais, levedo de cerveja, fígado, rins, carne de vaca etc.

Sua insuficiência na alimentação pode produzir sintomas de anemia perniciosa ou hipercrômica e espru.

Biotina (vitamina H)

Deu-se o nome de biotina a uma substância que evitava os transtornos provocados pela clara de ovo administrada em grandes quantidades, em certos animais, como os ratos. Segundo alguns experimentos, é indispensável ao ser humano, mas ainda está em estudo. Acha-se nas frutas e hortaliças frescas, cereais integrais, nozes, leite, gema de ovo, levedo de cerveja, vísceras (fígado, rins, coração), carne de galinha etc.

Colina

Esta substância conhecida há muitos anos, forma parte do complexo vitamínico B, tendo importantes funções no organismo humano. Quantidade insuficiente na alimentação parece provocar acúmulo de gordura no fígado, pelo que foi chamada fator lipotrópico (ou regulador da distribuição de gorduras), qualidade que partilha com a metionina e outras substâncias.

Gema de ovo, gérmen de trigo, fígado, miolos e outras vísceras são ricos em colina.

Vitamina B_{12} (cianocobalamina)

Esta vitamina foi a última obtida do complexo B, em forma pura.

Há muitos anos se investigava isolar a substância ativa responsável por salvar tantas vidas de pessoas com anemia perniciosa. Em 1946 a dra. Shorb descobriu que se podia estimular a multiplicação do *Lactobacillus lactis* (germe que acidifica o leite), quando este é colocado no meio em que se cultiva o fator antianêmico. Posteriormente se demonstrou essa mesma ação sobre outros germes, como o *Lactobacillus leichmanii*. Por meio destes germes podia descobrir-se facilmente a atividade antianêmica dos fatores que se isolaram a seguir. O pesquisador Folkers e seus colaboradores, dos laboratórios Merck, nos Estados Unidos, isolaram em maio de 1948, depois de dois anos de trabalho, pequenos cristais vermelhos de substância antianêmica pura obtida do fígado, a que se chamou vitamina B_{12}. Alcançaram-se magníficos resultados ao injetar pequeníssimas quantidades desta substância em enfermos gravemente atacados de anemia perniciosa.

O grande problema que se apresentava era a escassez desta substância no fígado. Só foi possível obter 1 grama de 4 toneladas de fígado. Felizmente, pouco tempo depois, os pesquisadores de diversos laboratórios que produziam estreptomicina, comprovaram que a vitamina B_{12} também era produzida pelo *Streptomyces griseus*. Desde então é possível produzir grandes quantidades desta valiosa vitamina.

É usada no tratamento de vários tipos de anemia hipercrômica (anemia perniciosa e outras) e do espru. Nos casos de anemia perniciosa, previne as lesões que esta pode produzir no sistema nervoso e as elimina se não estiverem demasiado avançadas. O organismo tolera muito bem a vitamina B_{12} e as doses necessárias são pequenas. As injeções desta substância não produzem dor. A vitamina B_{12} estimula o crescimento e o apetite das crianças. Utiliza-se em certas afecções do sistema nervoso. Está em estudo sua aplicação a certas enfermidades da pele. Foi isolada mais de uma vitamina B_{12}. Atualmente se utiliza muito a hidroxocobalamina mas esta é eliminada mais lentamente pelo organismo.

Vitamina C (ácido ascórbico ou cevitâmico)

O escorbuto é uma enfermidade que se produz quando o organismo não recebe vitamina C por um período prolongado.

Embora a prevenção do escorbuto por meio de certos alimentos ricos em vitamina C fosse conhecida desde o século XVI, foi somente em 1928 que o pesquisador húngaro Szent Györgyi começou por isolar das glândulas supra-renais dos vacuns e, depois, do repolho, uma substância oxidante a que chamou ácido hexurônico. Em 1932 Waugh e King, nos Estados Unidos, isolaram a vitamina C, do suco de frutas cítricas, e comprovaram sua identidade com a substância isolada pelo pesquisador húngaro. Tempo depois, Reichstein e seus colaboradores descobriram a maneira de produzir essa substância sinteticamente.

Características

O ácido ascórbico apresenta-se em forma de cristais incolores ou de pó esbranquiçado. Dissolve-se facilmente em água. Uma vez dissolvido nela, oxida-se, decompõe-se em contato com o oxigênio e o cobre neutraliza sua acidez.

No preparo dos alimentos deve-se evitar o contato prolongado com o ar ou a luz para evitar a perda da vitamina C. Os alimentos ricos em vitamina C não perdem esta propriedade, principalmente se for utilizada a água em que foram fervidos. O cozimento dos alimentos em panela de alumínio ou de cobre aumenta a perda de vitamina C.

As frutas e hortaliças que contêm ácido ascórbico perdem-na substancialmente ao serem colhidas. Também pode perder-se muita vitamina C quando se cortam em pedaços pequenos ou ralam hortaliças ou frutas que a contêm. Manter quentes os alimentos, uma vez preparados, por muito tempo também produz perda desta vitamina. Os alimentos conservados por esterilização, sem ar, em recipientes adequados conservam sua vitamina C.

Funções da vitamina C

Demonstrou-se que a vitamina C é indispensável para a formação das substâncias nas células dos tecidos conjuntivos, ou seja, a chamada substância intersticial. Por isso é indispensável para a cicatrização dos ferimentos, a formação normal ou reparação dos ossos e dentes, e para dar resistência aos capilares sangüíneos. É provável que o aproveitamento do ferro no organismo esteja em parte relacionado com a vitamina C.

A vitamina C aumenta as defesas do organismo, por isso, é recomendada para combater as infecções. Atribui-se-lhe também ação antitóxica.

O ácido ascórbico acha-se presente na maior parte dos tecidos onde cumpre uma função oxidante, e parece ter influência acentuada nas funções das glândulas de secreção interna. Esta substância pode acumular-se no organismo, mas é conveniente a sua ingestão diária. O organismo humano parece poder sintetizá-la a partir de outras substâncias durante os primeiros cinco meses de vida.

Sintomas produzidos pela deficiência de vitamina C

A deficiência de vitamina C no organismo pode provocar: fraqueza geral, inapetência, inflamação das gengivas, digestão difícil, dor de cabeça e nos membros, intranqüilidade e diminuição da resistência às infecções. A recuperação de fraturas torna-se mais lenta. Na mulher que amamenta, a secreção é pouco abundante e o leite que segrega deficiente em vitamina C. No período de crescimento, o desenvolvimento geral é defeituoso e a dentadura anormal. Os sintomas são semelhantes quando o organismo, devido a transtornos digestivos, não consegue assimilar a vitamina C.

A falta acentuada e prolongada de vitamina C pode gerar hemorragias nas gengivas, em outras mucosas e na espessura da pele, anemia e, por último, os sintomas gradualmente crescentes do escorbuto.

Os sintomas mais freqüentes no lactente são: dores nos membros, palidez, fraqueza e alguns sintomas semelhantes aos do raquitismo: engrossamento da união das costelas com as cartilagens costais.

Alimentos ricos em vitamina C

Como se comprovará, as frutas e hortaliças frescas são riquíssimas nesta vitamina, destacando-se as frutas cítricas (laranja, limão, mexerica etc.), goiabas, caju, morangos e abacaxi. Também são ricos em ácido ascórbico: tomate, repolho, agrião, espinafres e pimentão não picante.

Um grande consumo de batata e ervilha provêm uma quantidade relativamente boa de vitamina C, embora a quantidade específica que contêm não seja muito elevada.

Requisito diário de vitamina C

É aconselhável que a alimentação proporcione diariamente ao homem adulto 75 mg de ácido ascórbico, e 70 mg à mulher.

Durante a gestação e a amamentação, a necessidade sobe respectivamente para 100 e 150 mg diárias. No primeiro ano de vida a quantidade necessária é de 30 mg diárias, e progressivamente, a criança precisa de 35 a 75 mg desde os 2 até os 12 anos. Depois dessa idade necessita de 80 a 100 mg.

Dificilmente faltará vitamina C em uma alimentação que inclua diariamente frutas cítricas, verduras de folhas cruas e cozidas etc.

Vitamina P (citrina)

Szent Györgyi, o mesmo pesquisador que isolou pela primeira vez em forma pura o ácido ascórbico ou vitamina C, descobriu, em 1936, que a páprica (pimentão vermelho húngaro) e o limão continham uma substância mais eficaz que a vitamina C no tratamento da fragilidade dos capilares sangüíneos. Chamou a esta substância vitamina P ou citrina.

Confirmou-se, posteriormente, que esta vitamina é formada por duas frações, a hesperidina e o heriodictiol, pertencentes ao grupo das flavonas. Obteve-se também do trigo sarraceno uma flavona de composição semelhante à da vitamina P, chamada rutina, que se utiliza como aquela no tratamento de enfermidades nas quais se comprovou fragilidade dos capilares sangüíneos (púrpura, escorbuto, certas afecções do cérebro e olhos com tendência para hemorragia etc.).

A falta desta vitamina produz diminuição da resistência dos capilares sangüíneos, com tendência para hemorragia nas mucosas e na espessura da pele, e em diversos órgãos.

São ricos nesta vitamina o sumo e a casca do limão, os demais cítricos, o pimentão doce e as hortaliças de folhas verdes.

Vitamina D (fator lipossolúvel D, vitamina antiraquítica, calciferol, viosterol)

Há várias substâncias com a mesma função da vitamina D, as duas principais são a D_2 e a D_3. A D_2 ou calciferol é a vitamina D sintética ou artificial formada pela ação dos raios ultravioleta sobre uma substância chamada ergosterol. A D_3 encontra-se na Natureza e forma-se pela ação do sol sobre certas substâncias que se acham na pele, como o 7-1 dehidrocolesterol.

Características da vitamina D

Em seu estado puro, as vitaminas D_2 e D_3 apresentam-se em forma de cristais brancos, inodoros. São solúveis em gorduras e resistem à ação do calor e do oxigênio, embora possam sofrer um certo grau de destruição se forem expostas à luz por muito tempo. Resistem aos álcalis e aos ácidos diluídos.

Função da vitamina D

A vitamina D é indispensável para o aproveitamento do cálcio dos alimentos e para regular o metabolismo do cálcio e do fósforo no organismo. Por isso é necessária na formação e crescimento dos ossos e dos dentes, no funcionamento dos músculos e de certas glândulas.

Sintomas produzidos pela insuficiência de vitamina D

Na criança sobrevém o chamado raquitismo, caracterizado em suas formas intensas por acentuadas deformações do esqueleto. Diminui o crescimento. Pode produzir na criança a chamada espasmofilia ou tetania infantil detectada por certas contrações ou espasmos dos músculos. No adulto pode sobrevir a osteomalacia.

Quando a deficiência de vitamina D é menos acentuada, pode manifestar-se como cáries, perda de forças e, em geral, fraqueza dos músculos, constipação e outros sintomas que acompanham o começo do raquitismo.

Alimentos que contêm vitamina D

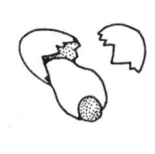

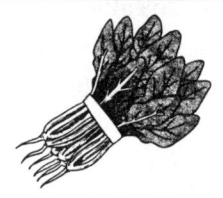

São poucos os alimentos que contêm vitamina D: gema de ovo, leite, nata, manteiga e óleo de fígado de diversos peixes, como bacalhau, hipoglosso (*halibut*), diversas espécies de peixes *percomorphum,* certas espécies de tubarão etc. Encontrou-se em pequeníssimas quantidades nas folhas verdes.

Felizmente, os raios do sol que entram em contato com a pele humana formam a vitamina D_3, que, por ação dos raios ultra-violeta da radiação solar sobre derivados do colesterol que se acham na pele ou sobre a mesma, provêm o organismo desta indispensável substância.

Requisito diário

O adulto sadio que vive em um clima que lhe permite submeter pelo menos parte da pele ao sol, não precisa preocupar-se com o suprimento de vitamina D de sua alimentação, pois a quantidade que obterá com regime alimentar equilibrado e por ação do sol é suficiente. Ao contrário, aqueles que não recebem quantidade de sol suficiente ou sigam uma dieta restritiva, podem precisar de suplemento de vitamina D ou de raios ultravioleta.

Durante a segunda metade da gestação e da amamentação, a dose diária é de 400 a 800 unidades internacionais (U.I.). Na criança são necessárias de 400 a 800 U.I. durante o primeiro ano, e dos 2 aos 20 anos, de apenas 400 U.I.. As crianças prematuras, os gêmeos e aquelas que crescem rapidamente, necessitam de doses maiores.

A vitamina D acumula-se no fígado, na pele e em outros órgãos. Se o consumo for insuficiente, o organismo recorre ao estoque acumulado se o recebeu em excesso anteriormente.

Efeitos do excesso de vitamina D

Ingerir quantidades excessivas de vitamina D, por tempo prolongado, pode produzir perda de cálcio nos ossos ou formar depósitos anormais de cálcio nas artérias, rins, fígado e outros órgãos. Podem, além disso, surgir inapetência, náuseas, vômitos, dores de cabeça e nas articulações, falta de desenvolvimento, diarréia, às vezes inflamação e descamação da pele, perda de peso e fraqueza.

Usos da vitamina D

Seu principal uso é o tratamento e a prevenção do raquitismo e a osteomalacia. Também se utiliza quando existem problemas com o metabolismo do cálcio: espasmofilia ou tetania infantil, fraturas, cáries. Tem sido usada em algumas formas de reumatismo crônico, certas afecções das glândulas de secreção interna e da pele, tuberculose etc.

Vitamina E

Em 1922, Evans e Bishop, da Califórnia, EUA, demonstraram que, quando os ratos careciam de uma substância a que chamaram vitamina E, comprovava-se a esterilidade no macho, o aborto na fêmea e a falta de crescimento nos ratos jovens. Mais tarde se demonstrou que sua carência ocasionava também certas lesões no sistema nervoso. Em 1938, foi produzida sinteticamente.

Características

A vitamina E pura ou alfa tocoferol é um líquido oleoso espesso, de cor amarelada, insolúvel em água e solúvel em óleos e gorduras. É bastante estável, mas deve evitar-se sua exposição por muito tempo à luz e ao ar. Existem outros dois tocoferóis com ação da vitamina E, o beta e o gama, mas são menos ativos.

Função da vitamina E no ser humano

Ainda existem dúvidas quanto à vitamina E favorecer no homem a formação de espermatozóides e na mulher evitar o aborto. Atribui-se-lhe uma melhora da lactância. Favorece o aproveitamento da vitamina A. Crê-se que a quantidade necessária de vitamina E aumenta na mesma proporção dos ácidos graxos essenciais da alimentação. Oscilaria de 10 a 30 mg por dia. Na criança 0,5 mg por quilo de peso.

Usos da vitamina E

Tem sido usada no tratamento de aborto, na esterilidade masculina, em distrofias musculares, esclerose lateral amiotrófica, certas enfermidades do coração (especialmente as que atacam as coronárias e o músculo cardíaco), certas afecções das artérias e veias etc.

Alimentos que contêm vitamina E

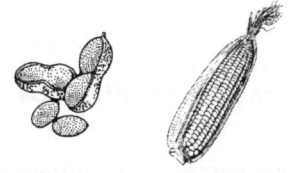

O alimento mais rico em vitamina E é o gérmen de trigo. Também se encontra nos óleos de semente de algodão, de amendoim, de milho, de soja e nos cereais, hortaliças de folhas verdes, leite, carne e ovos de aves bem alimentadas.

Vitamina F (ácidos graxos não saturados, essenciais)

Deu-se o nome de vitamina F a certos ácidos graxos não saturados, como o linoléico, o linolênico e o araquidônico, que são indispensáveis no rato jovem e em outros animais para o crescimento, o desenvolvimento normal da pele e do pêlo e, mais tarde, para o funcionamento sexual e do rim.

Tendem a combater a arteriosclerose.

Vitamina K

Em 1922, o pesquisador dinamarquês Dam comprovou que nos frangos alimentados com dieta incompleta, podiam aparecer hemorragias na pele e nos músculos, tardando mais que o normal para coagular o sangue desses animais. No ano de 1935, o mesmo pesquisador propôs o nome de vitamina K para essa substância (da palavra dinamarquesa *koagulation*), que intervém na coagulação do sangue. Em 1937, demonstrou-se que essa vitamina é indispensável ao ser humano. Em 1939 e 1940, isolaram-se em forma pura, a vitamina K_1, da alfafa, e a vitamina K_2, da farinha de peixe em decomposição. Pouco depois, produziram-se artificialmente várias substâncias com ação idêntica à da vitamina K; a mais utilizada foi a menadiona (2 metil, 1,4 naftoquinona). Atualmente utiliza-se muito a vitamina K_1 sintética (*konakion*).

Características destes diversos compostos

A vitamina K_1 tem composição química muito parecida com a da menadiona. Obtida da alfafa, encontra-se igualmente presente no repolho, couve-flor, espinafre, tomate, soja, alguns óleos vegetais e fígado.

A vitamina K_1 pura é um líquido espesso, insolúvel em água e solúvel em substâncias graxas. Decompõe-se pela ação da luz e dos álcalis. Esta vitamina pode-se sintetizar e se utiliza em medicina (*konakion*).

A vitamina K mais utilizada em medicina é a menadiona, obtida sinteticamente. Apresenta-se em forma de pó cristalino de cor amarela. É, como a vitamina K_1, sensível à ação da luz e dos álcalis, que a decompõem. Os germes do intestino são capazes de produzir vitamina K.

Sintomas produzidos pela deficiência de vitamina K

A vitamina K é indispensável para que o fígado possa formar a protombina do sangue, substância necessária para a coagulação normal.

O fígado pode acumular vitamina K. Quando a alimentação não contém vitamina K suficiente, ou o intestino não consegue absorvê-la por não chegar a ele a bile (icterícia por obstrução dos canais biliares, afecções graves do fígado) ou por transtornos como o espru etc., pode diminuir acentuadamente a quantidade de protombina do sangue. Isto se manifestará pela tendência a hemorragias e prolongamento do tempo que o sangue requer para coagular. Crê-se que quando as mães não recebem quantidade suficiente de vitamina K através da alimentação, pode aparecer tendência a hemorragias no recém-nascido.

Uso da vitamina K

A vitamina K tem atuado com eficácia nos enfermos com icterícia, especialmente naqueles que devem ser operados. Costuma-se dministrá-la em diversas afecções graves hepáticas e digestivas que interferem na formação da protombina ou na absorção da vitamina K. Também se utiliza cada vez que se comprova diminuição da protombina no sangue e para prevenir e tratar a tendência para hemorragias no recém-nascido. Há certos medicamentos que produzem diminuição da protombina no sangue, e esse efeito desfavorável é contra-balançado com a administração simultânea de vitamina K.

Outros elementos

CLORO

Combina-se com o sódio e o potássio para regular e decompor a albumina, ajudando a digestão e o peristaltismo. É um grande elemento purificador e estimulante celular.

Efeitos da carência de cloro

A falta de cloro determina, segundo certos autores, piorréia, albuminúria, tendência a catarros, dores articulares, palidez esverdeada e ansiedade.

Alimentos que contêm cloro

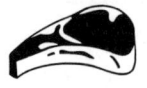

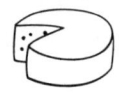

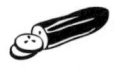

O leite de cabra, queijo, cenoura, coco, espinafre, rabanete, gema de ovo, alface, pepino, aspargo, couve, algas marinhas, carne, beterraba, farelos, secos e salgados.

Dê preferência ao sal marinho natural. O cloreto de sódio, ou seja, o sal de cozinha deve ser usado em proporções mínimas.

OXIGÊNIO

O oxigênio é um dos elementos mais abundantes e indispensáveis. Combina-se nos pulmões com a hemoglobina do sangue transformando-a em oxihemoglobina que leva o oxigênio aos tecidos.

Efeitos da carência de oxigênio

Anemia, extenuação, depressão, desapego à vida, inatividade criadora, esterilidade e predisposição às infecções.

Respira-se pela pele, por isso convém viver em ambientes bem oxigenados, evitando locais fechados e roupas apertadas ou impermeáveis.

Alimentos que contêm oxigênio

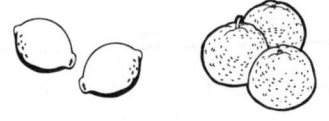

Ar puro e vegetais aquosos. O oxigênio combina com todos os minerais do corpo.

Empresários, organizadores e políticos, são em geral do tipo "Oxigeno" (na maioria das vezes robustos, de ombros grandes e com tendência para engordar). Uma dieta rica em cítricos e de alimentos pobres em ferro reduz sua tendência à obesidade.

HIDROGÊNIO

O hidrogênio em combinação com o oxigênio forma água (H_2O). É o elemento mais difundido na natureza. Graças a ele são possíveis as funções circulatórias, digestivas, eliminatórias e reprodutoras. Os nossos tecidos contêm 66% de água. O hidrogênio regula o calor do corpo.

Efeitos da carência de hidrogênio

Sua carência desidrata, enfraquece os tecidos e envelhece o organismo, produz extenuação e má circulação. As pessoas com sede constante sofrem por escassez de hidrogênio. Se bebem muita água, não a assimilam. Têm de reeducar suas células com uma alimentação vegetal crua, que contenha muita água fisiológica.

Alimentos que contêm hidrogênio

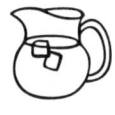

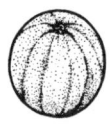

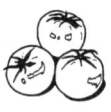

Frutas suculentas, verduras aquosas, especialmente melões, melancias, tomates, pepinos, sopas e água natural são os alimentos mais adequados.

NITROGÊNIO

O ar contém 4/5 partes de nitrogênio. O nitrogênio atenua a ação oxidante do oxigênio e serve para a construção dos tecidos. A pele tipo "nitrogênio" é, em geral, fresca, escura e morena, com olhos e cabelos negros. O excesso causa cansaço e entorpecimento que inibe a liberação de energias e provoca hipertensão, afecções do coração, fígado e rins, ao impedir que a ação oxigenadora queime as matérias do resíduo.

Efeitos da carência de nitrogênio

A carência de nitrogênio causa inquietação, nervosismo e caráter violento.

Alimentos que contêm nitrogênio

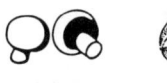

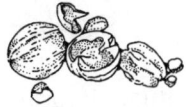

Clara de ovo, leite, queijos, leguminosas secas, cogumelos e nozes são os alimentos mais nitrogenados. É fundamental, em alimentação racional, estabelecer uma ração nitrogenada apropriada para não cair em excessos ou carências.

FLÚOR

O flúor combina com o cálcio e acha-se nos ossos, no esmalte dos dentes, nos cabelos e nas unhas. Proteje o corpo contra as afecções dos ossos e da medula espinal e conserva a juventude. Para que os tecidos o absorvam deve-se seguir uma dieta rica em flúor e cálcio e pobre em carbono.

Efeitos da carência de flúor

A carência de flúor é causa de anemia, veias varicosas, ptoses, dores de cabeça, obcessões e manias estranhas, mania sexual, cardiopatias (dilatação), exostoses e periostites. A carência é observada em alimentos desnaturalizados, mesmo que ricos em flúor.

Alimentos que contêm flúor

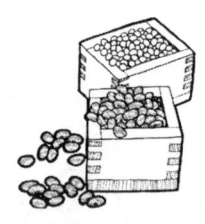

Encontra-se flúor natural na beterraba, couve comum, couve-de-bruxelas, couve-flor, leite de cabra, aveia, gema de ovo, maçãs, feijões secos, lentilhas, grão-de-bico, soja seca, algas marinhas e milho seco.

PROPRIEDADES DOS ALIMENTOS

Neste capítulo apresentamos um sumário das propriedades dietéticas dos produtos naturais e manufaturados mais importantes, que entram na composição da alimentação. Estes dados servem de base para determinar a extensão das generalizações no que diz respeito aos alimentos que possuem valores suplementares e permitem indicar os tipos de combinações que tendem a tornar as dietas completas, para melhor defesa da nutrição.

Os cereais

Os cereais provêm a humanidade de grande parte de sua alimentação. Seu valor nutritivo consiste, em parte, no seu índice calórico elevado, que se deve principalmente ao amido neles contido e em parte, por vários elementos valiosos, como proteínas, vitaminas e minerais.

Os principais grãos de cereais incluídos na alimentação humana são: arroz, trigo, milho, aveia, centeio e cevada.

ARROZ

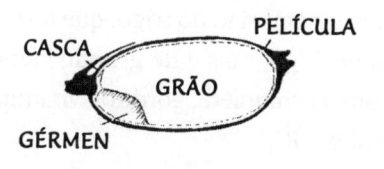

CASCA
PELÍCULA
GRÃO
GÉRMEN

O arroz é o principal alimento de muitos povos. A maior parte do arroz que se consome é polido. Este polimento é feito por meio de desgaste, que remove a película e o gérmen que o deixa reduzido a pouco mais de 75% do amido e 10% de proteína, perdendo quase todas as suas vitaminas e minerais. No arroz integral estão contidas as vitaminas B, caroteno (provitamina A), vitamina B_1, vitamina B_2, vitamina B_6, vitamina H e vitamina PP.

TRIGO

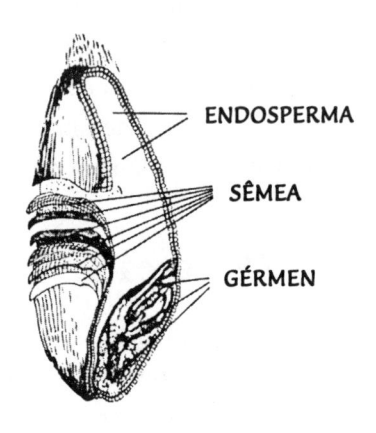

— ENDOSPERMA

— SÊMEA

— GÉRMEN

Cada grão de trigo é constituído por:

a) Uma membrana de envoltura chamada cutícula, de onde resulta o farelo, formada por seis camadas diversas e que é a parte mais rica em ferro, fósforo e vitamina B_1, e outras do complexo B. Contém, também proteína.

b) O gérmen ou embrião do trigo, que forma somente 1,5% do peso do trigo, mas é de grande valor nutritivo, com uma proteína completa, gordura, vitaminas E, B_1 e outras do complexo B.

c) O endosperma, que forma 85% do peso do grão e está rodeado por uma camada rica em proteína chamada aleurona. O endosperma é rico em amido, e contém glúten, formado por proteínas incompletas.

PORCENTAGEM DE ELEMENTOS ESSENCIAIS QUE SE PERDEM NA FARINHA DE TRIGO BRANCA, EM COMPARAÇÃO COM A FARINHA INTEGRAL.

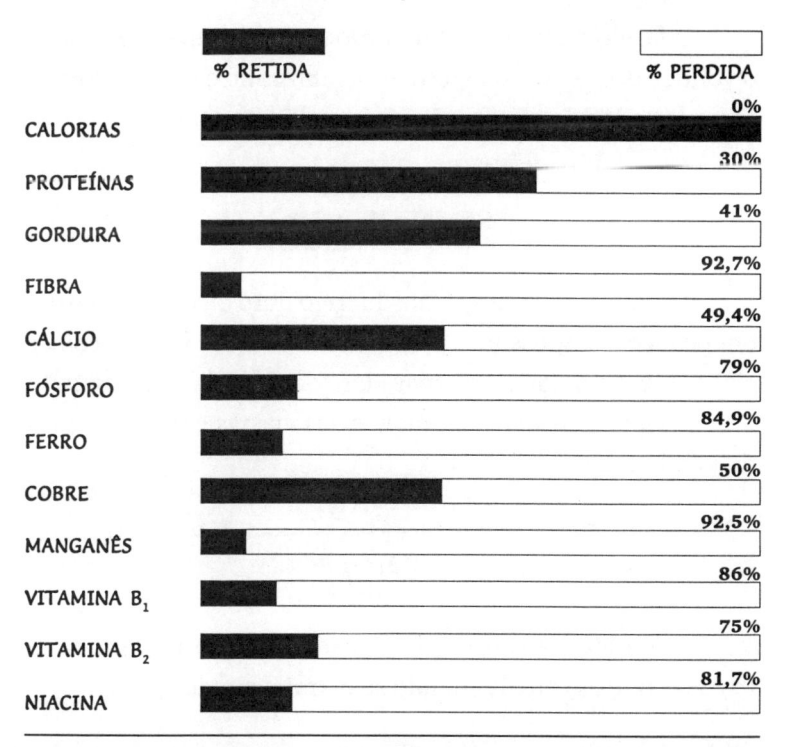

Elemento	% RETIDA	% PERDIDA
CALORIAS		0%
PROTEÍNAS		30%
GORDURA		41%
FIBRA		92,7%
CÁLCIO		49,4%
FÓSFORO		79%
FERRO		84,9%
COBRE		50%
MANGANÊS		92,5%
VITAMINA B$_1$		86%
VITAMINA B$_2$		75%
NIACINA		81,7%

É interessante notar que tanto no trigo como no arroz, esses valiosos elementos que se eliminam no processo da moenda e refinação, são utilizados para a alimentação dos animais, enquanto o ser humano reserva para si o amido e o glúten, transformando um alimento valioso em um desmineralizado e desvitaminizado.

Se a humanidade tivesse um pouco mais de bom senso, consumiria sobretudo os cereais integrais. Um bom pão integral tem melhor sabor que o injustamente afamado pão branco e valor nutritivo incomparavelmente maior.

Farelo de trigo

O farelo de trigo possui propriedades laxativas. Aumenta o volume dos resíduos digestivos no intestino e tende a corrigir certos estados de eliminação intestinal imperfeitos.

Sêmola de trigo

A sêmola é o endosperma do trigo duro ou candial partido em pedaços de grossura variável. As massas de sêmola comercialmente vendidas são preparadas com sêmola, sal e água.

O valor nutritivo da sêmola e das massas é semelhante ao do pão branco.

Glúten

O glúten é a substância azotada que fica na farinha de trigo ou outros cereais quando se extrai o amido.

Gérmen de trigo

O gérmen de trigo contém melhores proteínas do que o endosperma e o seu óleo é a mais rica fonte conhecida de vitamina E. O gérmen de trigo é, do mesmo modo, rico em vitaminas do complexo B, sendo, sob este aspecto, igual à levedura de cerveja.

MILHO

Existe uma variedade de milhos: o amarelo, o branco, o vermelho e o azul. O cultivado em maior escala é o amarelo, talvez porque torna amarela a farinha refinada. As propriedades dietéticas da farinha de milho refinada são tão semelhantes às da farinha de trigo e de arroz polido que não precisam ser enumeradas.

O milho contém: 73% de amido, 4,3% de gordura e 10% de proteína. O milho amarelo é rico em caroteno.

CENTEIO E CEVADA

Estes grãos servem como cereais para pães em muitas partes do mundo. O centeio produz, cerca de duas vezes por ano, o rendimento do trigo e as variedades de centeio e cevada produzem bem sob condições climáticas impróprias à produção do trigo. As propriedades dietéticas do centeio e da cevada são muito semelhantes às do trigo, porém produzem um pão de textura bastante diferente porque suas proteínas possuem qualidade inferior. Esses grãos são sempre menos moídos do que os do trigo e fornecem farinhas avermelhadas ou acastanhadas, que formam uma massa leve que só pode ser levemente fermentada, resultando num pão duro. A cevada é o principal grão do pão nas regiões semi-áridas, é utilizada nas sopas e em alimentos infantis.

AVEIA

Felizmente, a aveia é utilizada sem a refinação dos outros cereais, conservando seu gérmen e a parte mais interna de sua envoltura e, praticamente todo o seu valor nutritivo, quer seja de aveia prensada, moída ou em flocos.

O valor biológico das proteínas da aveia se assemelha muito ao dos demais cereais, porém seu conteúdo de gordura é um pouco mais alto.

Contém um pouco mais de proteína do que o trigo (13 a 15%) e é de melhor qualidade.

FRUTAS SECAS OLEOSAS

As mais conhecidas são a noz comum, a avelã, a amêndoa, a castanha-do-pará e o amendoim. Incluiremos o amendoim, porque, embora seja produzido por uma leguminosa, sua composição é similar à deste grupo. São riquíssimas em gorduras (40 a 60%) e em proteínas (15 a 35%), e relativamente pobres em hidratos de carbono. Estas frutas são um alimento concentrado, e devem ser comidas durante as refeições, muito bem mastigadas. As proteínas do amendoim e de algumas frutas oleosas são de excelente valor biológico. Contêm vitaminas do complexo B e, algumas, a vitamina A. Têm pouco cálcio. O amendoim, cujo preço econômico, o torna acessível a todos e cujo valor nutritivo (proteína de boa qualidade, vitaminas do complexo B, especialmente niacina e sais minerais) faz dele um alimento aconselhável, pode ser usado não somente torrado ou em forma de creme mas cozido como o feijão e outros legumes.

LEGUMINOSAS (legumes secos)

Compreendem os feijões, ervilha seca, fava, lentilha, grão-de-bico e soja. O amendoim, embora pertença botanicamente à mesma família, tem composição parecida à das frutas secas oleosas.

A composição dos legumes secos é habitualmente a seguinte: proteínas, 20%; hidratos de carbono, 55 a 60%; gorduras, 1 a 2% (ver adiante a composição da soja, rica em gordura); celulose, 3 a 6%. Os legumes são ricos em ferro (especialmente a lentilha) e em fósforo, mas contêm pouco cálcio. Possuem boa quantidade de vitamina do complexo B.

A proteína dos legumes não é absorvida ou assimilada em proporção tão elevada como a de outros alimentos ricos neste elemento. Além disso sua proteína é incompleta, com exceção da do grão-de-bico e da soja, cujas proteínas são de excelente qualidade. A proteína dos legumes secos completa-se bem com a dos cereais.

Para certas pessoas os legumes secos produzem muitos gases, sobretudo por causa de sua película. Isto pode, em parte, evitar-se cozinhando-os bem e passando-os por peneira fina. Apesar desses inconvenientes, são do grupo de alimentos que podem proporcionar, a baixo custo, boa qualidade de calorias e de proteína. Têm valor também por suas vitaminas e minerais.

SOJA

Embora seja um legume seco, a soja tem características tão notáveis que merece um parágrafo à parte.

A semente madura, seca, contém quase 40% de proteína. Não existe outro alimento comum tão rico em proteína. Na realidade, a proteína não é tão boa na semente seca como na farinha de soja ou quando aquela está preparada para ser comida, pois a prolongada cocção de que este legume necessita para ser ingerido melhora suas proteínas.

Contém aproximadamente 20% de gordura (rica em fósforo); 10 a 12% de hidratos de carbono e 4 a 5% de celulose.

É riquíssima em minerais, 100 gramas contêm cerca de 200 mg de cálcio, 576 mg de fósforo e 11,7 mg de ferro.

A farinha preparada com soja, depois de extraído parte do óleo, é ainda mais nutritiva porque contém maior proporção e melhor qualidade de proteína, mais hidratos de carbono, menos gordura, menos celulose, mais cálcio, fósforo, ferro e cobre.

As vitaminas do complexo B estão bem representadas na soja.

Por seu alto valor nutritivo, tanto em quantidade como em qualidade, a soja mereceria ser mais usada no Brasil. Pode ser preparada como os legumes comuns, ou utilizar-se sua farinha misturada com a de trigo no pão ou em diversas preparações, em forma de leite de soja, massa de soja, molho de soja etc.

VERDURAS E HORTALIÇAS

Valiosas por seu valor nutritivo, não são habitualmente consumidas em quantidade suficiente pela maior parte das pessoas. São muito diversas as partes utilizadas do vegetal: folhas (repolho, alface, espinafre etc.), talos (aipo, cardo etc.), brotos (aspargo), flores (couve-flor, alcachofra etc.), frutos (tomate, berinjela), vagem (feijão verde), sementes (ervilha, milho verde), raízes (cenoura, mandioca), tubérculos (batata, cará, inhame), bulbos de diversas espécies (cebola, alho, batata).

GRUPOS DE HORTALIÇAS

Do ponto de vista de seus valores nutritivos podem dividir-se de formas diferentes: verduras de folhas verdes, verduras amarelas, verduras brancas e de outra cor, raízes e tubérculos, e legumes.

Segundo o teor de hidratos de carbono, os vegetais dividem-se em diversos grupos. O Instituto Nacional da Nutrição divide-os nos grupos A, B e C: o primeiro grupo contém até 5% de hidratos de carbono, o segundo, até 10% e o terceiro, até 20%.

GRUPO A (com até 5% de hidratos de carbono): acelga, aipo, berinjela, agrião, brócolis, cardo, couve, couve-flor, chicória, aspargo, espinafre, funcho, alface, folhas de nabo, pepino, pimentão, rabanete, radicha, repolho, tomate, abobrinha.

GRUPO B (com até 10% de hidratos de carbono): alcachofra, ervilha verde, cebola, cebolinha, vagem, fava verde, nabo, alho-poró, beterraba, salsifi, cenoura.

GRUPO C (com até 20% de hidratos de carbono): batata-doce, milho verde, mandioca, batata.

Verduras de folhas verdes

Embora com poucas calorias, apresentam valor nutritivo por sua riqueza em vitaminas, minerais e resíduo ou celulose.

As folhas verdes contêm vitaminas A e C, quantidades relativas do complexo B e vitaminas E e K.

Os minerais mais importantes encontrados nas verduras de folhas verdes são o cálcio e o ferro. Apesar de serem ricas em cálcio, este elemento não é assimilável nas verduras que contêm muito ácido oxálico [espinafre, beterraba (folhas), chicória], porque, ao se combinarem ambas as substâncias, formam um composto insolúvel, que atravessa o intestino. Também uma pequena quantidade do cálcio de outros alimentos (leite, por exemplo) se perde, se forem ingeridos na mesma refeição.

Quanto mais verdes forem as folhas, tanto mais ricas em vitamina A e outros princípios alimentícios. Assim, por exemplo, as folhas de alface de cor verde são melhores, do ponto de vista nutritivo, do que aquelas quase brancas, internas. O mesmo se pode dizer do repolho.

Verduras amarelas

Com poucas exceções, as verduras de cor amarela são riquíssimas em caroteno, substância com a qual o organismo pode formar vitamina A. Típica nesse sentido é a cenoura, riquíssima em caroteno, a primeira substância que se isolou dessa hortaliça, à qual foi dado o nome (em inglês *carrot*, e em francês *carrotte* que significam cenoura). Podem mencionar-se, também, a abóbora, a batata-doce e o milho tenro amarelo (milho verde).

Verduras de outras cores

Embora contenham pouco caroteno, são valiosas por sua vitamina C, do complexo B e outras; contêm ainda cálcio e ferro. Na medida do possível, deve-se utilizar alguma da estação, como o aipo, a acelga e as diversas variedades brancas das outras verduras.

Tomate

Botanicamente, o tomate é um fruto, mas comercialmente é uma hortaliça. Contém somente 1% de proteína e 4% de hidratos de carbono, mas é rico em vitaminas A e C, além de conter componentes do complexo B.

TUBÉRCULOS E RAÍZES

Nessa classe de vegetais estão incluídos a batata-doce, a batata inglesa, o inhame, o cará, a mandioca, o nabo, a cenoura, a beterraba e muitos outros. Eles têm, em comum, a propriedade de serem raízes ou hastes (talos) carnudas, especializadas como órgãos de reserva para o amido, a cuja ação devem seu valor energético. Todos são deficientes em proteínas.

ALGAS MARINHAS

Todas as virtudes tônicas e terapêuticas do mar estão concentradas nas algas marinhas. Esta capacidade de concentração faz delas uma fonte de proteínas (aminoácidos essenciais), vitaminas (A, B_1, B_2, B_6, B_{12} e em especial C e D), polissacarídeos e elementos minerais.

Há vários séculos o homem utiliza as algas marinhas como um bom alimento. Os elementos minerais presentes nas algas marinhas estão sob a forma de oligoelementos.

O iodo age como tônico e estimulante nos estados de astenia e de esgotamento físico e intelectual. Além disso, tem sido a base do tratamento de reumatismo, linfatismo, arteriosclerose e hipertensão. O iodo favorece também a eliminação das toxinas dos tecidos combinando-se, seletivamente, com estas e facilitando a sua expulsão pelo organismo, como corpos estranhos.

O manganês é um excelente vetor de oxigênio e um elemento incontestável na supressão de dores locais.

O enxofre e os sulfuretos ajudam a combater as afecções da pele (eczema, psoríases etc.).

O magnésio atua diretamente nos vasos capilares aumentando a sua elasticidade e evitando ruturas.

Todos os micronutrientes contidos nas algas marinhas lhes conferem propriedades catalíticas e terapêuticas diversas.

LEITE

O leite é um dos alimentos destinados à nutrição das crianças, pois até aos 7 anos elas produzem, em seu organismo, enzimas dissociativas (lactase).

A composição do leite de vaca varia segundo a raça do animal, a espécie de alimentação recebida etc. Infelizmente, a maioria do leite consumido não é puro.

O leite de vaca é componente proeminente da alimentação das pessoas e um alimento polêmico em vários tipos de dieta.

É o único alimento de origem animal rico em cálcio, que contém uma quota completa de vitaminas, porém, quando pasteurizado ou aquecido de outro modo, perde o ácido ascórbico. O seu conteúdo de vitamina D está abaixo das necessidades nutritivas das crianças, mas nas regiões banhadas pelo sol isso não é uma desvantagem. Nas regiões temperadas e frias é necessário um suprimento de vitamina D.

IOGURTE

É um leite acidificado pela adição de três germes diferentes (o lactobacilo búlgaro, o estreptococo termófilo e o bacilo acidófilo de Moro), que fermentam a lactose ou açúcar do leite, liberando ácido láctico, que coagula o leite. Também a caseína do leite é parcialmente digerida. O iogurte tem, pois, todo o valor alimentício do leite fresco, é mais fácil de digerir e é benéfico tanto para as pessoas sãs como para enfermos.

Beneficiam-se especialmente com o iogurte as pessoas que têm falta de ácido clorídrico no suco gástrico e as que sofrem de fermentações ou putrefações intestinais, pois contribui para modificar, favoravelmente, a flora microbiana do intestino.

OVOS

O ovo contém muita proteína, muita gordura e somente cerca de 1% de hidrato de carbono, sendo, portanto, desequilibrado do ponto de vista nutritivo, mas um alimento completo quantitativamente, especialmente a gema. O ovo sozinho não constitui uma dieta satisfatória.

Nele estão contidas mais vitaminas D do que em qualquer outro alimento comum, porém depende muito da quantidade desta substância contida na alimentação da galinha, que a transfere para os ovos sob forma natural.

Ele é pobre em cálcio; suas proteínas têm tendência a sofrer putrefação intestinal. É rico em colesterol, cujo excesso tende a produzir arteriosclerose nas pessoas propensas a ela, especialmente depois dos 40 anos.

CARNE (composição e valor nutritivo)

Referimo-nos sobretudo à carne magra de vaca, que mais se consome em geral. O valor nutritivo da carne deve-se especialmente à sua riqueza (20%) em proteínas completas, ou seja, que contêm todos os ácidos aminados essenciais para o ser humano. É também rica em ferro, moderadamente rica em fósforo, pobre em cálcio, rica em niacina e riboflavina e de variável conteúdo de vitamina B_1, segundo a espécie de animal.

Na carne de lombo de vaca há 1/10 de miligrama em cada 100 gramas. Carece de vitaminas A, C e D. Por outro lado, as vísceras, como o fígado, são ricas em vitamina A mas, infelizmente, também ricas em colesterol, o que pode trazer inconvenientes.

A carne é, geralmente, fácil de digerir, salvo as carnes gordas, como a de porco.

A facilidade de seu preparo, seu sabor agradável, seu poder de satisfazer o apetite, fazem-na o alimento preferido, especialmente nos países sul-americanos onde abunda e onde as pessoas abusam frequentemente do seu consumo.

A carne animal, às vezes, permanece durante meses nos frigoríficos, deteriorando-se e aumentando gradativamente seu nível de toxinas, que já fazem parte de sua textura.

No momento do abate do gado ou de qualquer animal, grande quantidade de adrenalina é injetada na corrente sangüínea, impregnando suas células e constituindo séria ameaça à estabilidade funcional do ser humano. Consideremos também que vários tipos de vermes intestinais são transmitidos, assim como efeitos desagradáveis de vacinas defensivas, inoculadas para a defesa do animal.

Uma alimentação composta somente de carne é inteiramente inadequada à manutenção de uma nutrição conveniente. Isto se deve à sua deficiência de cálcio, ao seu conteúdo desproporcionalmente alto em fósforo, à sua deficiência de tiamina e outras vitaminas do complexo B, e todas as lipossolúveis.

As vísceras (fígado, rins, pâncreas e outros órgãos glandulares dos animais), são consideradas completas do ponto de vista nutritivo, exceto na deficiência de cálcio. O seu conteúdo de vitaminas, com exceção da vitamina D, é mais alto do que em qualquer outro alimento, exceto os vegetais folhudos. O fígado contém, em particular, grande parte dos fatores intrínsecos e extrínsecos necessários à formação sangüínea, motivo pelo qual é indicado para os doentes com anemia perniciosa.

AÇÚCAR

O açúcar de cana ou de beterraba, especialmente o refinado, é contra-indicado na alimentação humana.

Ao contrário dos outros alimentos, cujo processo de assimilação é normalmente conduzido pela secreção dos sucos digestivos, ricos em enzimas, num prazo relativo suficiente para a reação orgânica, o açúcar afoga o sistema de assimilação, gerando distúrbios na seqüência de secreções, da boca ao intestino.

Ingerido em grande quantidade, o açúcar provoca uma formação brusca e intensa de ácido carbônico, que baixa o teor de sódio, prejudicando a saúde.

O açúcar é um consumidor de vitaminas, principalmente as do complexo B. É cientificamente comprovado que o açúcar faz os dentes cariarem. Quase sempre, quando ocorre o desejo de comer coisas doces, é porque existe uma carência de proteínas na alimentação.

FRUTAS

As frutas se parecem muito com os tubérculos e as raízes vegetais em suas propriedades nutritivas. O seu valor antiescorbútico é grande, quando comidas cruas. As frutas cítricas são especialmente ricas em vitamina C. As frutas, como classe vegetal, contêm mais açúcar e menos amido, em proporção de hidratos de carbono, do que os tubérculos e as raízes.

A melhor maneira de consumir a fruta é quando ela é madura e fresca (deve-se escolher sempre as da época); também são indicadas as secas.

O grupo de frutas cítricas é especialmente valioso por sua riqueza em vitamina C e vitamina P ou citrina. Podemos citar entre elas a laranja, a tangerina, a mexerica, o limão, a lima etc.

Além das vitaminas C e P, são encontrados nestas frutas o inositol e outras vitaminas do complexo B. Também em algumas delas é encontrada a vitamina A (laranja, tangerina etc.). Contêm boa quantidade de minerais: cálcio, ferro e outros. A glicose e outros açúcares nelas contidos na proporção aproximada de 10% são facilmente assimiláveis. O ácido cítrico que as torna ácidas, ao queimar no organismo, deixa um resíduo alcalino.

As maçãs e as pêras bem maduras contêm cerca de 10% de açúcar. Contêm vitaminas A, B e C em quantidade moderada, além de minerais. A maçã é útil na diarréia, quando deve ser comida madura e recém-ralada.

A uva contém de 15 a 25% de açúcar, segundo a espécie.

O abacaxi e os morangos são riquíssimos em vitamina C.

Os figos, as ameixas e as tâmaras são laxantes, tanto frescos quanto secos. Todos, especialmente os figos e as tâmaras, são ricos em hidratos de carbono e muito nutritivos, propriedade que partilham com a banana.

O damasco e o melão amarelo são ricos em caroteno, e com eles o organismo forma a vitamina A.

O marmelo é ligeiramente adstringente. Em certos experimentos foi comprovado o valor formador de sangue dos damascos, pêssegos, ameixas e uvas.

CONDIMENTOS

É habitual acrescentar aos alimentos certas substâncias que, sem conterem valor nutritivo, realçam ou melhoram o sabor dos mesmos.

Desaconselháveis como condimentos são: a pimenta, a mostarda, o cravo, a noz-moscada, o pimentão picante, os picles e o vinagre. Este último, pode, com vantagem, ser substituído pelo sumo de limão. O uso destes condimentos irrita as mucosas do estômago e intestino e pode causar dano ao fígado e aos rins. Também impede de perceber o delicado sabor característico de cada alimento e estimulam o desejo de ingerir bebidas alcoólicas. A tendência de quem utiliza esta espécie de condimentos, é a de aumentar progressivamente sua quantidade para dar mais sabor ao alimento. Eles têm sido defendidos como estimulantes do tubo digestivo e suas glândulas. Disso se encarregam os alimentos, ao passo que os condimentos irritam.

Têm, não obstante, em maior ou menor grau, valor nutritivo: o sal comum em quantidade moderada, queijo tipo parmesão ralado e outros derivados do leite, como nata e manteiga fresca, o azeite de oliva ou outros óleos vegetais de boa qualidade, certas verduras, como tomate, aipo, salsa, cebola, alho, sumo de limão etc. Utilizando sem excesso alguns destes elementos podemos melhorar o gosto dos alimentos, realçando seu sabor natural e melhorando muitas vezes seu valor nutritivo sem causar dano algum.

SAL

Conquanto haja alimentos que contêm certa quantidade de sal, sobretudo os de origem animal, em geral é necessário acrescentar a seu preparo, especialmente nos de origem vegetal, certa quantidade, o que melhora seu sabor, ao mesmo tempo que fornece ao organismo um elemento que lhe é indispensável em certa quantidade. Infelizmente é comum abusar do sal, o que, além de impedir a percepção do sabor natural dos alimentos, sobrecarrega o trabalho dos rins, correndo-se o risco de provocar elevação da tensão arterial. Em algumas pessoas com pressão sangüínea elevada, ou em certas enfermidades do coração, dos rins e outras, pode ser necessário abolir o sal no momento de preparar os alimentos. Tendo em conta que o pão, o leite e outros alimentos já contêm sal, a quantidade diária de sal considerada ideal na cozinha e na mesa, por pessoa sadia, oscila entre 2 e 4 gramas diários.

Aconselhamos o uso de sal marinho natural básico, por se tratar de um sal obtido pela evaporação da água do mar; ao contrário do sal refinado, o sal marinho não possui iodo sintético, pó de ostra, carbonato de cálcio e óxido de cálcio, além de antiumectante para deixá-lo soltinho.

TABELA DA COMPOSIÇÃO QUÍMICA DOS ALIMENTOS MAIS COMUNS

TABELA CORRESPONDENTE A 100g DE ALIMENTO *IN NATURA*

A composição é somente aproximada pois a quantidade de cada elemento nutritivo varia para cada alimento, devido a diversos fatores como, por exemplo, no caso de uma planta, sua variedade, época do ano, grau de maturação, tempo desde que foi colhida etc. Isto explica a diferença de valores dados por diferentes autores para o mesmo alimento.

Significado dos sinais usados:

V — vestígios
0 — ausência ou não contêm
— — falta de informação ou dados pouco dignos de confiança.

ALIMENTO 100 g	CALORIAS g	PROTEÍNAS g	CARBOIDRATOS g	GORDURAS g	CÁLCIO mg	FÓSFORO mg	FERRO mg	VITAMINA A unidades	VITAMINA B_1 mg	VITAMINA B_2 mg	VITAMINA C mg
abacate	204,50	2,10	5,60	19,30	30	46	0,80	90	0,07	0,10	10
abacaxi	28,90	0,30	5,80	0,50	16	11	0,30	21	0,08	0,13	27
abacaxi (suco)	54,10	0,30	13,00	0,10	16	13	0,10	15	0,05	0,02	19
abacaxi (enlatado)	61,20	0,40	14,90	0	20	8	0,70	7	0,07	0,02	14
abiu	156,00	1,80	36,30	0,40	22	41	1,00	130	0,02	0,02	49
abóbora	34,60	0,60	7,60	0,20	19	22	0,50	95	0,04	0,04	15
abóbora, flores de	19,10	1,40	2,70	0,30	47	86	1,00	200	0,02	0,11	18
abóbora, sementes de	592,20	30	14,70	45,80	38	1064	9,20	15	0,23	0,16	0
abobrinha verde com casca	27,80	1,00	5,50	0,20	19	32	0,60	15	0,05	0,04	19
abricó	52,60	0,60	12,10	0,20	13	12	0,40	90	0,03	0,05	16
acelga fresca	32,40	1,60	5,60	0,40	110	29	3,60	875	0,03	0,09	34
açúcar branco refinado	396,40	0	99,10	0	5	1	0,10	0	0	0	0
açúcar branco cristal	396,40	0	99,10	0	5	1	0,10	0	0	0	0
açúcar mascavo	368,00	V	92,00	V	332	79	15,80	V	0,02	0,11	2
agrião	28,00	2,80	3,30	0,40	117	76	1,90	1105	0,12	0,10	44
aipo, folhas e talos	10,00	1,00	1,40	0,20	42	45	0,84	V	0,09	0,03	5
alcachofra	36,20	2,70	5,90	0,20	44	58	0,80	95	0,06	0,07	5
alface	18,60	1,30	2,90	0,20	43	34	1,30	260	0,08	0,08	12
alfafa, folhas frescas	38,00	6,60	2,00	0,40	525	155	3,90	16	0,26	0,35	184
alho	140,20	5,30	29,30	0,20	38	134	1,40	5	0,21	0,08	9
alho-poró	65,80	1,80	14,20	0,20	56	48	1,30	10-	0,09	0,06	16
almeirão	25,00	1,70	4,10	0,29	79	-	1,70	790	0,07	0,12	11
ameixa enlatada	92,90	0,40	22,60	0,10	8	13	1,00	315	0,02	0,03	1
ameixa fresca vermelha	51,80	0,60	11,90	0,20	8	15	0,40	40	0,03	0,04	6
amêndoa	639,70	18,60	19,60	54,10	254	475	4,40	0	0,25	0,67	V

ALIMENTO 100 g	CALORIAS g	PROTEÍNAS g	CARBOIDRATOS g	GORDURAS g	CÁLCIO mg	FÓSFORO mg	FERRO mg	VITAMINA A unidades	VITAMINA B_1 mg	VITAMINA B_2 mg	VITAMINA C mg
amendoim c/pele	583,20	25,50	21,30	44,00	6	393	3,00	10	0,91	0,21	1
amendoim torrado	600,00	26,90	23,60	44,20	74	393	1,90	0	0,20	0,16	0
arroz integral	352,70	7,20	77,60	1,50	14	231	2,60	0	0,22	0,05	0
arroz polido	353,00	7,20	79,70	0,60	9	104	1,30	0	0,08	0,03	0
aspargo enlatado	19,70	1,70	3,00	0,10	21	40	1,00	150	0,07	0,13	16
aspargo fresco	27,40	2,00	4,40	0,20	27	43	1,20	285	0,12	0,10	8
aveia, flocos	382,60	14,00	65,00	1,40	-	-	-	0	0,53	0,11	0
avelã	691,20	10,80	19,80	63,20	254	319	3,60	65	0,46	0,55	7
azeite de dendê	893,50	0	0,40	99,10	7	8	5,50	13640	V	0,03	-
azeite de oliva	-	-	-	-	-	-	-	-	-	-	-
azeitoma preta	181,60	1,60	1,10	19,00	61	17	1,00	81	0,01	0,01	0
azeitoma verde	138,70	1,50	2,80	13,50	61	17	1,00	75	V	-	6
bacalhau salgado	352,40	81,80	-	2,80	50	891	3,60	0	0,08	0,45	0
bacon	627,80	9,10	1,60	65,00	13	108	0,80	0	0,38	0,12	0
bambu, broto de	35,40	2,30	6,10	0,20	33	41	0,40	10	0,15	0,07	4
banana, diversos tipos	108,20	1,20	25,40	0,20	9	27	0,60	50	0,04	0,04	11
bananada	288,50	3,20	67,80	0,50	-	-	-	0	0,14	0,10	4
banha de porco	894,60	0	0	99,40	0	0	0	0	0	0	0
batata-doce amarela	122,30	1,30	28,60	0,30	31	37	1,00	1815	0,11	0,04	31
batata-doce branca	122,30	1,30	28,60	0,30	31	37	1,00	30	0,11	0,04	31
batata-doce roxa	94,90	1,80	21,70	0,10	40	62	0,90	1050	0,09	0,02	23
batata inglesa	79,70	1,80	17,90	0,10	6	40	0,80	V	0,09	0,03	16
beringela	31,90	1,00	6,30	0,30	23	31	0,80	V	0,04	0,04	5
bertalha	23,00	1,20	4,10	0,20	346	11	3,90	860	0,03	0,08	69
beterraba, folhas	48,80	3,20	8,10	0,40	114	34	3,10	1575	0,07	0,22	50

ALIMENTO 100 g	CALORIAS g	PROTEÍNAS g	CARBOIDRATOS g	GORDURAS g	CÁLCIO mg	FÓSFORO mg	FERRO mg	VITAMINA A unidades	VITAMINA B_1 mg	VITAMINA B_2 mg	VITAMINA C mg
beterraba, raiz	45,70	1,70	9,50	0,10	14	38	0,80	V	0,01	0,04	5
brócolis	49,00	4,50	6,40	0,60	116	81	1,30	560	0,12	0,18	94
bucho de vaca	85,90	14,00	1,40	2,70	60	50	2,20	70	0,01	0,09	0
café, infusão 1/100	0,40	V	0,10	V	1	1	V	0	V	V	0
cajá manga	33,10	0,50	7,10	0,30	-	-	-	190	0,05	0,04	36
caju	51,40	0,80	11,60	0,20	4	18	1,00	120	0,03	0,03	219
camarão fresco	81,00	17,30	2,50	0,20	94	230	1,60	-	0,04	0,10	-
camarão seco salgado	275,80	63,00	1,00	2,20	684	779	4,90	-	0,10	0,08	0
cana	84,10	0,30	20,50	0,10	13	12	0,70	V	0,02	0,01	2
cana, caldo de	24,40	0,10	6,00	0	25	30	1,20	0	0,01	0,02	0
canjica	346,70	8,00	76,20	1,10	17	164	1,00	5	0,12	0,03	-
caqui	86,80	0,80	20,00	0,40	6	26	0,30	750	0,05	0,05	11
cará	107,00	2,00	24,30	0,20	14	43	1,30	V	0,13	0,02	3
carambola	39,90	0,50	8,80	0,30	5	18	0,40	90	0,04	0,02	35
caranguejo fresco	88,30	17,30	0,50	1,90	43	175	0,80	650	0,16	0,08	2
carne de cabrito	159,40	18,70	0	9,40	11	-	2,20	0	0,17	0,32	0
carne de carneiro	247,40	18,20	0	19,40	7	190	2,50	0	0,07	0,15	0
carne de coelho	153,60	20,40	0	8,00	18	210	2,40	0	0,04	0,18	0
carne de frango	164,60	18,20	0	10,20	14	200	1,50	-	0,08	0,16	0
carne de galinha	240,70	18,10	0	18,70	10	201	1,80	20	0,02	0,14	2
carne de pato	321,40	16,00	0	28,60	15	188	1,80	-	0,10	0,24	0
carne de peru	262,20	20,10	0	20,20	23	320	3,80	-	0,09	0,14	0
carne de pombo	321,40	16,00	0	28,60	15	188	1,80	-	0,10	0,24	0
carne de porco média	211,40	15,50	0	16,60	5	204	1,60	0	0,83	0,20	0
carne de vaca magra	107,20	21,40	0	2,40	16	179	4,00	0	0,07	0,20	0

ALIMENTO 100 g	CALORIAS g	PROTEÍNAS g	CARBOIDRATOS g	GORDURAS g	CÁLCIO mg	FÓSFORO mg	FERRO mg	VITAMINA A unidades	VITAMINA B$_1$ mg	VITAMINA B$_2$ mg	VITAMINA C mg
carne de vaca média	238,60	18,70	0	18,20	4	207	3,20	0	0,06	0,17	0
carne de vaca gorda	292,60	16,00	0	25,40	8	210	2,60	0	0,06	0,16	0
carne de vaca salgada	148,40	24,50	0	5,60	50	272	7,90	0	0,08	0,22	0
carne de vaca seca	299,70	64,80	0	4,50	93	161	9,70	-	0,02	0,25	0
castanha de caju	561,80	15,20	42,00	37,00	24	580	1,80	0	0,85	0,32	-
castanha-do-pará	699,00	17,00	7,00	67,00	172	746	5,00	25	1,09	0,12	10
castanha portuguesa	190,70	2,80	41,50	1,50	34	90	0,80	50	0,17	0,23	0
cebola	46,20	1,40	9,70	0,20	30	40	1,00	5	0,04	0,03	10
cebolinha	31,40	1,80	4,70	0,60	42	43	3,40	615	0,05	0,11	39
cenoura	42,40	0,80	8,90	0,40	34	26	0,90	3530	0,06	0,04	5
cereja	70,00	1,80	14,80	0,40	34	32	0,30	30	0,05	0,10	15
cerveja	21,60	0,30	5,10	0	0	15	0,10	0	0,01	0,03	0
cevada, flocos	35,70	8,20	78,80	1,00	16	189	2,00	0	0,12	0,08	0
chicória	25,20	2,40	3,90	-	93	35	-	2185	0,07	0,12	5
chocolate doce	466,80	3,80	75,10	16,80	46	150	2,80	5	0,05	0,09	0
chouriço	153,80	18,20	0,90	8,60	12	50	44,90	20	0,02	0,05	1
chuchu	36,20	0,90	7,70	0,20	12	30	0,60	5	0,03	0,04	20
coalhada comum	258,90	15,60	6,10	18,90	490	270	1,50	205	0,04	0,73	0
coco, leite de	18,10	0,20	4,10	0,10	20	11	0,40	0	0	0,01	2
coco maduro	313,60	3,50	13,70	27,20	13	83	1,80	0	0,04	0,03	4
coco seco ralado	667,80	6,30	31,50	57,40	59	155	3,60	-	-	-	-
coco verde	130,70	1,90	4,00	11,90	11	42	1,10	V	0,05	0,03	7
cogumelo enlatado	18,10	1,90	2,40	0,10	6	68	0,50	V	0,02	0,25	2
cogumelo fresco	31,10	2,70	4,40	0,30	6	116	0,80	V	0,10	0,46	3
coração de vaca	110,60	17,00	3,00	3,40	10	187	5,40	15	0,32	0,88	V

ALIMENTO 100 g	CALORIAS g	PROTEÍNAS g	CARBOIDRATOS g	GORDURAS g	CÁLCIO mg	FÓSFORO mg	FERRO mg	VITAMINA A unidades	VITAMINA B$_1$ mg	VITAMINA B$_2$ mg	VITAMINA C mg
costela de porco	297,20	15,80	0	26,00	9	177	2,40	0	0,77	0,18	0
couve-de-bruxelas	63,10	5,20	9,90	0,30	47	92	1,70	145	0,17	0,16	82
couve-flor	40,80	2,80	6,50	0,40	33	58	1,00	10	0,09	0,11	82
couve-manteiga	54,30	4,50	7,50	0,70	2,52	66	2,20	2015	0,16	0,24	125
couve-rábano	33,30	2,00	6,10	0,10	32	48	0,30	V	0,05	0,03	60
couve-tronchuda	20,30	1,80	2,60	0,30	388	-	2,80	1830	0,16	0,24	125
creme de leite enlatado	249,00	2,50	3,50	25,00	0	0	0	0	0	0	0
creme de leite fresco	347,00	2,30	2,10	36,60	77	66	0,10	365	0,03	0,11	2
damasco seco	130,80	3,10	29,60	V	71	113	7,60	4110	0,17	0,10	15
dente-de-leão	4,50	2,70	7,00	0,70	105	72	3,05	1365	0,19	0,14	36
ervilha enlatada	58,50	5,20	9,20	0,10	27	122	2,00	-	-	0,07	4
ervilha fresca	118,00	7,60	21,00	0,40	24	124	2,00	125	0,38	0,14	26
ervilha seca, partida	352,00	22,50	61,00	2,00	80	290	5,80	25	0,57	0,17	1
espinafre fresco	37,10	2,80	4,90	0,70	60	30	3,20	1170	0,06	0,17	46
farinha de mandioca	342,90	1,40	83,20	0,50	21	125	0,80	-	0,07	0,11	10
farinha de milho amarelo	353,10	9,60	71,70	3,10	18	190	0,90	202	0,11	0,17	0
farinha de milho c/gérmen	355,00	9,10	71,90	3,70	12	276	2,61	510	0,45	0,17	0
farinha de milho s/gérmen	357,00	7,50	78,00	1,10	10	140	1,00	300	0,15	0,06	0
farinha de trigo branca	355,40	10,50	76,10	1,00	16	87	0,80	0	0,06	0,05	0
farinha de trigo integral	353,90	11,20	74,80	1,10	29	245	3,00	0	0,66	0,15	0
fava fresca	122,00	9,30	20,30	0,40	31	140	2,30	60	0,28	0,17	28
fécula de batata	340,30	6,40	78,00	0,30	72	162	3,40	0	0,18	0,09	9
fécula de milho, maisena	352,00	7,90	76,30	2,20	V	V	V	0	0	0	0
feijão branco	359,80	20,20	66,60	1,40	476	439	11,90	5	0,60	0,30	-
feijão comum	345,60	22,00	60,80	1,60	86	247	7,60	5	0,54	0,19	3

ALIMENTO 100 g	CALORIAS g	PROTEÍNAS g	CARBOIDRATOS g	GORDURAS g	CÁLCIO mg	FÓSFORO mg	FERRO mg	VITAMINA A unidades	VITAMINA B$_1$ mg	VITAMINA B$_2$ mg	VITAMINA C mg
feijão preto	344,10	29,70	62,40	1,30	145	471	4,20	19	0,24	0,18	1
fígado de porco	135,40	19,20	2,50	5,40	12	306	5,30	4200	0,29	2,55	14
fígado de vaca	128,70	19,80	3,60	3,90	11	278	5,10	8660	0,26	2,37	11
figo, doce de	235,70	0,70	58,00	0,10	-	-	-	-	-	-	-
figo fresco maduro	69,00	1,20	15,60	0,20	50	30	0,50	3	0,04	0,05	4
figo em calda	168,20	0,60	41,00	0,20	13	13	0,40	9	0,03	0,03	1
figo seco	231,70	3,60	51,40	1,30	223	104	3,10	16	0,09	0,10	0
flocos de milho	383,20	8,20	86,70	0,40	20	283	2,90	-	-	-	-
framboesa, fruto	63,00	1,20	13,20	0,60	34	36	2,00	10	0,02	0,04	16
fruta-do-conde	106,60	1,60	24,60	0,20	28	36	1,80	V	0,11	0,15	35
fruta-pão	90,10	1,30	20,10	0,50	27	33	1,90	V	0,10	0,06	29
fubá, milho comum	344,60	7,80	73,40	2,20	16	152	0,90	11	0,08	0,72	0
gelatina, folha e pó	343,30	85,60	0	0,10	0	0	0	0	0	0	0
gergelim, semente de	624,60	17,60	21,10	52,20	1212	620	10,40	5	0,98	0,25	0
gérmen de trigo	34,30	2,80	37,40	9,00	43	1458	2,92	0	2,05	0,80	0
goiaba	76,40	0,90	17,30	0,40	22	26	0,70	80	0,04	0,04	218
goiabada	273,20	V	68,30	0	8	-	-	-	-	0,12	15
gordura hidrogenada	886,50	0	0	98,50	0	0	0	0	0	0	0
grão-de-bico	373,00	18,20	61,10	6,20	134	324	7,30	15	0,46	0,16	1
grapefruit	24,00	0,50	5,50	0,30	17	16	0,26	V	0,10	0,08	49
groselha, fruto	34,20	0,70	5,60	1,00	11	20	1,20	15	1,01	1,01	4
groselha, xarope	246,40	V	61,60	V	-	-	-	-	-	-	-
inhame	107,00	2,00	24,30	0,20	14	43	1,30	V	0,13	0,02	3
iogurte integral	62,20	3,00	4,90	3,40	111	87	V	42	0,03	0,16	1
jabuticaba	50,80	0,10	12,60	0	6	9	0,50	0	0,02	0,02	23

ALIMENTO 100 g	CALORIAS g	PROTEÍNAS g	CARBOIDRATOS g	GORDURAS g	CÁLCIO mg	FÓSFORO mg	FERRO mg	VITAMINA A unidades	VITAMINA B_1 mg	VITAMINA B_2 mg	VITAMINA C mg
jaca	109,50	1,30	25,40	0,30	22	38	-	-	0,03	0,06	8
jambo-rosa	27,00	0,80	5,50	0,209	20	10	0,10	61	0,02	0,03	0
lagosta, fresca	83,90	16,20	0,50	1,90	40	184	0,50	-	0,13	0,06	0
laranja, compota de	341,30	0,60	84,50	0,10	-	-	-	0	0	0	0
laranja, doce de	316,40	0,70	78,40	V	30	14	0,30	-	-	-	11
laranja, fruto	47,00	0,80	10,50	0,20	34	20	0,70	40	0,09	0,03	59
laranja, suco de	41,50	0,40	9,30	0,30	11	15	0,70	40	0,05	0,02	53
leite, doce de	289,60	8,70	54,70	4,00	176	139	0,30	0	0,06	0,19	0
leite de cabra	93,00	3,90	5,40	6,20	190	129	0,20	25	0,05	0,39	1
leite condensado	327,20	8,10	54,80	8,40	273	228	0,20	129	0,25	1,46	1
leite desnatado, pó	345,80	35,00	49,20	1,00	1140	1030	0,40	10	0,31	1,42	5
leite integral, pó	488,30	26,10	38,60	25,50	921	772	0,80	255	0,04	0,21	4
leite de vaca, tipo C	63,00	3,50	5,50	3,00	160	91	0,30	30	0,04	0,20	1
leite de vaca integral	65,50	3,30	5,20	3,50	152	86	0,30	35	0,46	0,33	1
lentilha	349,30	23,70	60,70	1,30	68	353	7,00	10	0,45	2,07	5
levedo de cerveja, fresco	98,00	10,60	13,00	0,40	25	605	4,90	0	-	-	0
levedo de cerveja, seco	-	-	-	-	-	-	-	-	0,03	0,02	-
lima-da-pérsia	42,20	0,40	7,00	1,40	24	14	0,40	5	0,06	0,02	40
limão	40,20	0,60	8,10	0,60	41	15	0,70	5	0,03	0,01	51
limão, suco de	33,80	0,30	7,70	0,20	10	10	0,40	5	0,08	0,31	51
língua de vaca	186,40	16,00	0,90	13,20	16	142	1,50	0	0,15	0,15	0
lingüiça mista	181,70	16,60	2,50	11,70	40	144	4,70	15	0,03	0,12	0
lula	79,00	17,00	0,50	1,00	12	290	0,40	1	0,03	0,05	0
maçã	64,70	0,30	15,20	0,30	6	10	0,40	10	0,12	0,08	6
macarrão branco comum	336,00	10,30	72,80	0,40	26	131	2,10	0			0

ALIMENTO 100 g	CALORIAS g	PROTEÍNAS g	CARBOIDRATOS g	GORDURAS g	CÁLCIO mg	FÓSFORO mg	FERRO mg	VITAMINA A unidades	VITAMINA B_1 mg	VITAMINA B_2 mg	VITAMINA C mg
mamão maduro	36,10	0,50	8,30	0,10	20	13	0,40	110	0,03	0,04	46
mamão verde	31,70	0,80	6,90	0,10	41	22	0,30	V	0,04	0,04	36
mandioca "aipim"	138,80	1,00	32,80	0,40	40	34	1,40	0	0,05	0,04	19
mandioquinha (batata barda)	104,60	0,80	24,90	0,20	29	58	1,20	60	0,06	0,04	28
manga	65,40	0,50	15,40	0,20	12	12	0,80	630	0,05	0,06	53
manteiga fresca	760,00	1,00	0	84,00	19	18	0,20	840	V	0,01	0
maracujá, fruto	89,70	1,90	17,60	1,30	9	39	2,90	10	0	0,12	15
margarina	733,00	0,60	0,40	81,00	3	13	0,30	360	0	0	0
marmelada	287,90	0,50	70,80	0,30	12	12	0,30	0	0,02	0,02	6
marmelo, fruto	51,00	0,30	121,10	-	14	19	0,32	V	0,03	0,05	3
massa de tomate	91,60	3,40	18,60	0,40	27	70	3,50	99	0,20	0,12	49
mel de abelha	312,80	0,20	78,00	0	20	16	0,80	V	0,01	0,07	4
melado de cana	294,20	0,50	72,60	0,20	70	42	1,20	0	0,02	0,06	3
melancia	24,10	0,50	5,30	0,10	6	7	0,20	70	0,02	0,03	5
melão	27,70	0,50	6,20	0,10	15	15	1,20	350	0,04	0,03	29
mexerica	49,00	0,80	11,00	0,20	37	16	0,20	165	0,10	0,03	36
mexilhão fresco	72,80	12,60	2,00	1,60	38	168	5,80	30	0,10	0,18	10
milho amarelo, integral	365,00	9,10	73,90	3,70	18	276	2,70	510	0,45	0,17	0
milho amarelo s/gérmen	356,00	8,30	78,80	1,20	10	140	1,00	300	1,16	0,06	0
milho branco integral	365,00	9,10	73,90	3,70	18	248	2,70	0	0,41	0,12	0
milho branco s/gérmen	355,00	7,50	78,00	1,10	10	140	1,00	0	0,15	0,09	0
milho verde	112,70	3,90	21,80	1,10	8	108	0,80	10	0,13	0,08	8
miolo de vaca	131,20	10,40	0,80	9,60	12	200	3,20	175	0,15	0,23	14
mocotó de vaca	97,40	16,60	1,00	3,00	92	65	1,10	0	0,02	0,07	V
morango, fruto	39,90	0,80	8,50	0,30	29	29	1,00	10	0,03	0,04	70

ALIMENTO 100 g	CALORIAS g	PROTEÍNAS g	CARBOIDRATOS g	GORDURAS g	CÁLCIO mg	FÓSFORO mg	FERRO mg	VITAMINA A unidades	VITAMINA B₁ mg	VITAMINA B₂ mg	VITAMINA C mg
mortadela	309,00	20,40	0,60	25,00	12	238	3,10	V	V	V	V
mostarda, folhas frescas	33,20	2,60	4,80	0,40	80	40	4,00	610	0,07	0,21	62
nabo	24,50	1,70	4,20	0,10	20	20	1,50	0	0,04	0,04	26
nabo, folhas	71,10	2,90	11,20	1,70	136	38	4,60	1340	0,08	0,15	120
noz comum	702,00	15,00	15,60	64,40	83	324	2,40	30	0,48	0,13	3
ostra fresca	41,70	5,80	3,50	0,50	133	76	6,80	-	0,04	0,38	-
ovas de peixe	124,30	24,40	1,50	2,30	0	0	0,60	900	0,20	1,00	V
ovo de galinha, clara	49,80	11,00	1,00	0,20	9	20	0,80	0	0,01	0,23	0
ovo de galinha, gema	334,80	16,00	2,00	29,20	117	466	6,00	750	0,23	0,33	0
ovo de galinha, inteiro	144,20	11,30	2,70	9,80	54	204	2,50	125	0,14	0,37	0
ovo de pata	190,60	13,00	2,70	14,20	58	193	1,70	99	0,13	0,55	0
palmito fresco	31,40	2,20	5,20	0,20	86	79	0,80	V	0,04	0,09	17
pão comum	311,80	10,80	63,10	1,80	32	101	1,80	0	0,08	0,06	0
pão de centeio	256,70	9,20	53,40	0,70	38	178	2,80	0	0,19	0,08	0
pão integral	281,10	9,40	57,50	1,50	49	209	3,60	0	0,19	0,13	0
pé de porco	278,80	20,20	0	22,00	12	245	3,00	0	0,98	0,24	0
peixe gordo fresco	221,60	17,60	0	16,80	32	194	0,60	-	0,04	0,08	0
peixe magro fresco	93,70	19,60	0	1,70	27	197	0,80	-	0,04	0,08	0
pele de porco, couro	526,90	58,50	4,60	30,50	94	88	6,20	0	0,03	0,38	0
pepino	17,30	0,70	3,40	0,10	16	24	0,60	0	0,03	0,04	14
pêra, fruto	62,20	0,30	14,80	0,20	6	10	0,50	5	0,03	0,03	5
pêra enlatada	75,30	0,50	18,10	0,10	9	17	0,20	5	0,02	0,02	1
pessegada	264,40	V	68,60	V	21	291	4,60	-	-	-	5
pêssego, fruto	58,20	0,80	13,30	0,20	12	26	1,10	5	0,03	0,06	28
pêssego enlatado	42,80	0,40	10,30	0	3	11	0,50	525	0,03	0,02	4

ALIMENTO 100 g	CALORIAS g	PROTEÍNAS g	CARBOIDRATOS g	GORDURAS g	CÁLCIO mg	FÓSFORO mg	FERRO mg	VITAMINA A unidades	VITAMINA B$_1$ mg	VITAMINA B$_2$ mg	VITAMINA C mg
pimenta fresca	45,00	1,90	8,00	0,60	20	28	1,70	470	0,09	0,13	91
pimentão	35,90	1,20	7,10	0,30	8	27	0,60	145	0,06	0,06	114
pinhão, cozido	217,80	4,00	46,40	1,80	36	150	1,10	-	-	-	14
pipoca	373,90	9,40	74,40	4,30	9	290	2,50	5	0,43	0,10	0
presunto médio	303,00	15,90	0	26,60	9	178	2,40	-	0,77	0,19	0
queijo branco fresco	300,00	18,00	3,00	24,00	162	-	0,50	240	0,05	0,47	0
queijo de minas duro	387,00	25,00	2,00	31,00	700	-	1,00	310	0,01	0,45	0
queijo parmesão	337,00	34,00	3,00	21,00	950	-	1,40	210	0,02	0,61	0
queijo prato	368,80	27,50	1,70	28,00	925	563	0,90	435	0,01	0,40	0
quiabo	49,40	2,20	9,70	0,20	78	62	1,10	100	0,06	0,12	29
rã	68,30	16,40	0	0,30	18	147	1,50	0	0,14	0,25	V
rabanete, folhas	55,30	2,80	9,90	0,50	238	44	2,80	1645	0,14	0,26	122
rabanete, raiz	24,50	0,90	5,00	0,10	26	30	1,30	V	0,03	0,03	28
rapadura	368,50	0,40	90,60	0,50	51	44	4,20	V	0,02	0,11	2
repolho	33,00	1,70	6,10	0,20	43	36	0,70	30	0,06	0,04	43
requeijão	235,20	30,90	V	12,40	324	206	1,20	1500	0,01	0,10	0
rim de porco	141,10	16,40	1,10	7,90	8	245	5,40	30	0,35	2,88	9
rim de vaca	119,40	16,80	1,80	5,00	13	260	5,70	300	0,34	1,82	10
romã	74,30	0,80	16,20	0,70	10	34	0,60	0	0,07	0,03	8
salsa	52,20	3,20	8,50	0,60	195	52	3,10	1820	0,12	0,24	146
salsão	21,80	0,80	4,20	0,20	52	36	1,40	10	0,02	0,04	8
salsicha	332,40	17,40	V	29,20	11	216	2,50	-	0,70	0,04	-
sardinha em lata	312,60	20,50	0,30	25,40	35	367	1,80	57	0,02	0,17	0
sardinha fresca	269,30	23,00	V	19,70	25	264	1,30	240	0,22	0,50	-
sêmola crua	346,00	11,70	72,80	0,90	12	132	2,71	0	0,15	0,05	0

ALIMENTO 100 g	CALORIAS g	PROTEÍNAS g	CARBOIDRATOS g	GORDURAS g	CÁLCIO mg	FÓSFORO mg	FERRO mg	VITAMINA A unidades	VITAMINA B$_1$ mg	VITAMINA B$_2$ mg	VITAMINA C mg
semolina	339,10	10,30	73,80	0,30	21	82	0,60	-	0,06	-	-
serralha	25,20	2,40	3,90	-	93	35	-	2185	0,07	0,12	5
soja, broto de	24,10	3,00	2,80	0,10	15	36	2,00	1	0,15	0,06	25
soja, farinha s/gordura	356,90	42,80	39,00	3,30	225	668	8,80	140	0,59	0,24	0
soja, farinha c/gordura	375,00	35,90	11,40	20,60	195	553	12,10	140	0,77	0,28	0
soja, grão seco	423,20	33,40	35,50	16,40	222	730	11,50	140	0,88	0,27	0
soja, leite de	39,80	3,00	3,80	1,40	36	30	0,40	10	0,05	0,04	0
soja, molho de (shoyu)	41,00	6,90	2,00	0,60	50	170	4,80	0	0,02	0,08	0
soja, pasta de (missô)	182,50	10,00	31,80	1,70	81	180	3,50	0	0,05	0,10	0
soja, queijo de (tofu)	63,10	6,00	1,90	3,50	160	86	1,40	0	0,02	0,02	0
tâmara semi-seca	248,80	1,40	59,90	0,40	60	29	0,70	20	0,09	0,08	1
tamarindo	303,20	3,10	71,80	0,40	54	108	1,00	20	0,44	0,16	6
tangerina ponkan	48,20	0,70	10,90	0,20	30	16	0,40	40	0,08	0,03	33
tapioca	349,80	0,60	86,40	0,20	10	18	0,40	0	0	0	0
tomate, fruto	24,30	0,80	4,60	0,30	7	24	0,60	180	0,06	0,05	23
tomate, suco	23,00	1,00	4,30	0,20	7	15	0,40	105	0,05	0,03	23
tremoços	383,60	41,00	29,70	11,20	1087	357	3,00	V	0,28	0,50	0
trigo (grão inteiro)	368,00	11,70	75,80	2,00	53	374	5,00	6	0,40	0,19	0
uva	75,50	0,60	16,70	0,70	12	15	0,90	V	0,05	0,04	3
uva passa	313,50	2,50	75,20	0,30	50	73	3,00	0	0,12	0,13	12
vagem	36,20	2,00	6,60	0,20	55	45	1,70	110	0,08	0,11	18

Leia da Editora Ground

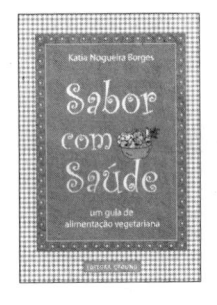

Sabor com Saúde
Katia Nogueira Borges

A autora apresenta um completo programa de alimentação vegetariana, defendendo a tese de que é possível ser saudável comendo com sabor e prazer. Traz dezenas de receitas deliciosas e nutritivas.

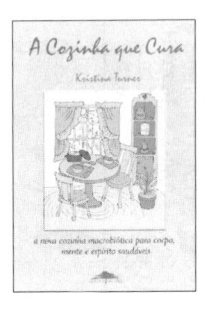

A Cozinha que Cura
Kristina Turner

Um livro indispensável que integra macrobiótica, psicologia, nutrição moderna e humor (uma visão planetária da cura) — com muitas dicas de auto-ajuda e interessantes exercícios de autocura.

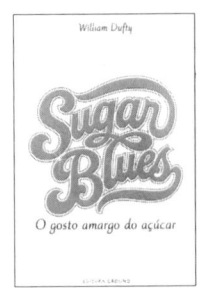

Sugar Blues
William Dufty

Um livro que denuncia em profundidade as circunstâncias que permitiram a ascensão do açúcar como uma das drogas mais consumidas pela humanidade. Uma rara oportunidade de você conhecer a verdade sobre o mais dissimulado ópio do povo.

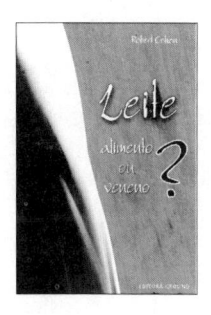

Leite, alimento ou veneno?
Robert Cohen

Numa revelação sem precedentes você vai descobrir que o leite contribui para a doença cardíaca, aumenta o risco de câncer de mama, não é uma boa fonte de cálcio e é uma das principais causas de outros graves problemas de saúde.

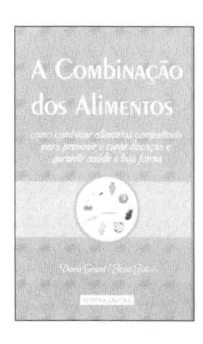

A Combinação dos Alimentos
Doris Grant e Jean Joice

É indispensável saber como combinar carnes, cereais, frutas e legumes para evitar doenças e desgastes físicos irreparáveis. As regras básicas estão neste livro e valem para qualquer regime alimentar.

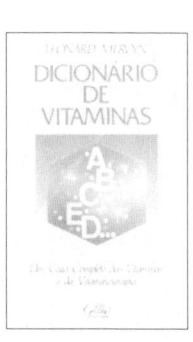

Dicionário de Vitaminas
Leonard Mervyn

Fornece informações concisas e importantes sobre as vitaminas e sua relação de carência e excesso com o nosso organismo. Completo e imprescindível para a saúde e consulta.

Desejo receber gratuitamente informações sobre os lançamentos da EDITORA GROUND

Nome:
E-mail:
Endereço:
Cidade: Estado: Cep: -
Tel.: - - -

Data de nascimento: Estado civil: Tem filhos?
Escolaridade: Profissão:

Áreas de interesse:

- [ ] Alimentação
- [ ] Auto-ajuda
- [ ] Criança
- [ ] Cura Prânica
- [ ] Espiritualidade
- [ ] Iridologia

O QUE VOCÊ PRECISA SABER SOBRE NUTRIÇÃO

- [ ] Mãe e bebê
- [ ] Medicina natural
- [ ] Pais e filhos
- [ ] Reiki
- [ ] Saúde
- [ ] Yoga

Onde você comprou este livro?

Impresso nas oficinas da
Gráfica Palas Athena